U0120990

心理建设的艺术

后浪

DANIEL MCGINN

[美] 丹尼尔·麦克吉恩 著

高思行 译

PSYCHED UP

HOW THE MOMENTS BEFORE ANY CHALLENGE
DETERMINE YOUR SUCCESS

民主与建设出版社
·北京·

序　言

　　夏日清晨，刚过 8 点，新泽西州中部一家医院的更衣室里，马克·麦克劳林伸展四肢，躺在被他推到黑暗角落里的一把破旧扶手椅上。片刻之后，神经外科医生麦克劳林，将在一名 73 岁的病人的背部切一个 40 厘米长的切口。这名病人的关节炎已经导致他的脊髓神经下部卷曲，影响到了他的行走能力。手术需要三个多小时。麦克劳林会在离病人主动脉不到 10 厘米的重要神经中钻孔、削凿和切割，他需要全神贯注。

　　麦克劳林穿着绿色的外科手术服，脚跷在矮桌上，斜倚着椅背。他闭着眼睛，胸前放着的苹果手机低声播放着一首巴赫康塔塔。他静静地坐了几分钟。病人被麻醉后，护士打电话通知他。随即，51 岁、戴着眼镜、头发灰白、依然拥有着宽阔遒劲后背的前大学摔跤手麦克劳林站起来，轻快地朝大厅里的手术室走去。

大多数外科医生的工作方式与麦克劳林完全不同。在手术前，他们会与护士和同事聊天、开玩笑。他们会查看电子邮件，做文书工作，打电话。他们很放松，也很冷漠，只把手术当成工作日的一项例行工作。

麦克劳林不会谈笑。他身着手术服，外罩手术射线防护围裙，在洗手池边清洗双手时，再次闭上了眼睛。如果一个同事想和他说话，麦克劳林会有些粗鲁地回答："我现在没空。"他正进行着自己的术前例行准备。这个习惯从他在新泽西州一所预科学校的摔跤教室里初次学会的东西演化而来。这所学校离他现在工作的医院有一个小时的车程。

麦克劳林六年级时开始练习摔跤。尽管他立刻表现出了自己在这项运动上的天赋，但身体技能赋予他的优势是有限的。随着时间的推移，他发现了阻止他前进的障碍。"身体上，我完全做好了准备，"他说，"精神上，我却没有。"

因此，麦克劳林开始与一位运动心理学家合作。这位心理学家帮助他形成了一套精心设计的心理准备流程。在比赛前，麦克劳林会在脑中回顾他摔跤的高光时刻，以增强信心。"这位心理学家教我记住正向事件的影像和声音——垫子的触感，周遭的环境，那些颜色，"他回忆道，"我们设计的初步流程的核心是试图让我建立条件反射模式，使身体自动切入最佳状态。"

在他开始遵照这套例行流程操作后，麦克劳林在摔跤垫上的体验发生了变化。他再也听不见人群的声音了。他对时间的感觉变了。虽然摔跤比赛会持续 6 分钟，但他感觉好像 30 秒就结束了。担忧、自我怀疑和消极的想法急剧减少。他开始赢得大部分比赛。

麦克劳林考入威廉玛丽学院后依然活跃在摔跤赛场，他两次担任队长，赢得过弗吉尼亚州冠军，并入选了学院的运动名人堂。后来他进入医学院学习，专攻神经外科。

几年后，作为外科研究生，麦克劳林开始意识到摔跤时的心理负担和手术时的精神压力之间的相似之处。作为一名外科医生，他必须保持精神高度集中；若他心不在焉，立刻就会发生悲剧——就像摔跤比赛中可能发生的那样，尽管后者的后果远没那么严重。作为一名外科医生，手术结果非好即坏，久而久之，声誉就会建立在成功率之上——正如在摔跤比赛中那样。所以在每次手术之前，他会利用成就他摔跤职业生涯的技巧——一套系统的、仪式化的流程，使自己进入乐观的精神状态。

这天清晨，当麦克劳林喝完进入手术室前要喝的三杯咖啡中的第一杯，这个例行流程就开始了。如果他前一天深夜曾被叫醒进行紧急手术，他还会喝更多，特别是当接下来的手术看起来要持续很久时。（麦克劳林最长的一次手术持续了 8 个钟头。）为了在缺少睡眠的情况下保持长时间精神集中，有些外科医生会依赖一种叫作莫达非尼的处方药，这种"觉醒促进剂"可以帮助服用者在 24 到 36 小时内保持清醒并精力集中。（这种药在卡车司机、创业者及华尔街交易员中也颇受欢迎。）有些外科医生和牙医还会依赖阻滞剂，在他们因手术而格外焦虑时，能保持术中双手不颤抖。麦克劳林从未遭遇过不受控制的颤抖，他也试过莫达非尼，但并不喜欢服药后的感觉；这种药会令他过度焦虑。所以他只能指望咖啡作为手术前唯一的化学助力剂。"我坚信咖啡因是工作效率提升因素，"他说，"我在手术时精力非常集中，毫无疑问咖啡因对此有所帮助。"

在他从医院食堂到更衣室再步入手术侧楼这段时间，麦克劳林会进入例行流程的下一步：在脑中思考并想象一些特定的东西，他把这个过程叫作 5P 法。首先是暂停（Pause）：他会试着忘掉这天早些时候发生的事情，仅关注当下。接下来他会深思病人（Patient）的状况。"这是一位 73 岁的老爷子，现在是他生命中最关键的时刻。我们得帮他摆脱病痛，让他更轻松地行走。"他告诉自己。他回顾自己的手术计划（Plan），在脑中一步一步地预演手术的步骤。之后他会给自己一些正向（Positive）的鼓励:"你就是为了做这台手术来到这个世界的,你能够用自己的能力、技术帮助这个病人是多么荣幸。"最后,当他走向手术台时,他会迅速地做个祷告(Prayer)。"这非常有仪式感,我的精神十分集中。"他说。

在这种非必需的常规治疗手术前,麦克劳林不会跟聚集在手术台周围的医疗团队说太多。但在某些特定情况下,特别是当之后要做一台快节奏的创伤手术时,麦克劳林会用另一种术前技巧:他会对同事们讲一番鼓舞士气的话。"大家听好,我们必须同心协力,"他会说,"这个病人生命垂危。我们只有 10 分钟时间。必须要团队协作。查漏补缺,专心做好需要做的事。不要气馁。"如果他在每次手术前都这么说,这些话大概也就没什么用了。然而,鉴于他只在极端情形下说这些话,麦克劳林相信他的话会帮助团队做到最好。

跟大多数外科医生一样,麦克劳林在手术前和手术中都会放音乐。但和大多数医生不同,根据不同的手术类型,他会有非常明确的特定偏好。他的播放列表中大部分是乡村音乐。当手术压力巨大时,他会选择能让他镇静的古典乐合集。当病人失血过多时,他会要求听乔治·斯特雷特(George Strait)的歌。他也说不清为什么,但这能帮他止住病人的出血。当手术遇到特殊困难时,他会放约翰·希亚特(John Hiatt)鼓舞人心的乡村歌曲

《通过你的双手》。"这听起来很不可思议，但当我陷入困境时，这首歌能帮我克服困境走出来。"他说。这首歌对麦克劳林意义非凡。他在自己 50 岁生日派对上还特地请希亚特演唱了这首歌。

麦克劳林术前例行流程的某些部分看起来没什么道理，如果你不知道这些部分的重要性，那你很难理解为什么他要这么做。比如，在手术开始之前，他会给病人的切口处注射 19 毫升利多卡因（局部麻醉药）。大部分外科医生会取一个整十数，比如 20 毫升，但是麦克劳林更喜欢用 9 为尾数的剂量，因为他觉得 9 是个幸运数字。在手边的手术盘中，他总是放着一套叫詹尼塔器械的显微外科手术工具。这套外科器械以麦克劳林的导师、著名神经外科医生彼得·詹尼塔的名字命名。虽然这套器械现在已经被淘汰——麦克劳林鲜有用过——但他就是觉得它们的存在冥冥中让他安心。"感觉就像我做复杂手术时，詹尼塔医生就在手术室里陪着我，"他说，"如果它们不在那儿，我就会焦虑。"

虽然麦克劳林在手术前惯常散发着一种沉静的自信，但时不时他也会闪现一丝愤怒——正如摔跤比赛前他让对手感受到的敌意一样。"我的对手就是我要为之进行手术的疑难杂症，而我把它当成敌人，"他说，"这种敌意并非来自仇恨，应该说它是由'我怎么才能打败它'的思维过程而来。"有时在手术过程中他会说些贬低对手的话，嘀咕着："让你见识见识我的厉害。"

麦克劳林的术前准备法也有缺点。在正式开始手术之前，其他外科医生会同时处理多个任务，这样能更有效率地完成他们的行政职责。而因为麦克劳林在手术前十分沉默、专心致志，他的手术室里的气氛稍显紧张；如果我是护士，我也许更想在同事们会一起讨论昨晚电视节目或下周末计划活动的手术室里工作。

麦克劳林承认并没有明确证据表明他在手术前做的那些事能够提高他手术的成功率，也没有什么简便方法测试它们究竟有没有用。但他相信他的例行流程能帮他在关键时刻提高专注度，降低犯错的概率。而且虽然他的手术室气氛很严肃，但他相信同事们还是欢迎他始终如一的工作习惯的。"我拿不出任何证据，"他说，"我觉得我的例行流程有用，但其实我心里也没底。"

和马克·麦克劳林不同，我高中时是个平庸的运动员。身材瘦小、动作缓慢，我当时是校橄榄球队的替补进攻内锋；最喜欢我的球迷是球队的洗衣女工，因为我的球衣赛后大多数时候都纤尘不染。我九年级和十年级的时候，篮球倒是打得还不错。后来除了我，大家都长高了，我就成了控球技术有限的后卫。等我在大学继续这两项运动时，我的作用和凯尔特人队的传奇教练里德·奥尔巴赫的雪茄差不多：如果我上场，那就表示教练认为我们稳操胜券了。

话虽如此，高中的运动生涯为我打开了一扇窗，让我接触到比赛开始前的最后关头，教练们用来激励我们（还有运动员们激励自己）的心理学技巧。和大多数球队一样，我们也靠特定的音乐让自己兴奋起来；即使 30 年后我再听到那些歌，我的脉搏仍会加快。我们的球队有充满仪式感的赛前祈祷和例行流程。教练们会竭力激发出我们对关键对手的敌意。我们花很长时间去听向我们灌输使命感的赛前动员讲话。

正因为这样的经历，我对重大事件前人们如何做好心理建设这件事发展出了毕生的兴趣。看奥运会时，我对运动员赛前做什么的兴趣和对比赛本身一样浓厚。我喜欢观看抓拍参选者走上辩论舞台前或是发表决定性演说前的样子的时政照片。他们是如何保持冷静的？什么方法能增强他们的自信？什么心理技巧能让他们发挥最好？

成年后，我的工作跟运动一点儿也不沾边。作为《哈佛商业评论》的编辑，我每天是在阅读学术研究和帮助教授、顾问、高管们写出有助于"改进管理实践"的文章中度过的。"改进管理实践"正是我们公司的使命。这份工作很棒，但没人会和你击掌庆贺或一起把佳得乐（运动饮料）倒到老板头上。

但当我仔细翻阅调查研究时，却惊奇地发现自己时时会看到一些实验，它们所用的方法手段和我高中时在更衣室里经历的那些大同小异。我常常看到调查人们怎样通过心理暗示和打气谈话、仪式和迷信、心理技巧和其他策略来让白领职业人士为高压力工作做好准备的学术研究。很多案例证明了这些例行流程确实能帮助人们表现更佳。

其中的某些观点，例如哈佛大学教授埃米·卡迪著名的（也颇具争议的）关于"自信的肢体语言"的研究，已经成为主流。但大部分研究结果仍有待证实。

在马尔科姆·格拉德韦尔的著作《异类》出版后的这些年里，人类社会痴迷于练习——通过系统训练一万个小时成为某个领域的专家，这就是有魔力的"一万小时定律"。练习对表现优异的人当然至关重要，但人们终须上阵一试以见真章。或者是观众已就座，乐队也已就位。或者是病人已麻醉，护士正递给你手术刀。无论我们身处法庭、教室还是董事会会议室，不管我们是要做报告、谈判、推销还是面试，在开始前，我们只有很短的时间来理清思路并做好心理建设，已经没有机会练习了。我们需要的是立竿见影的战术和生活技巧。事实上，越来越多的研究正致力于找到度过这类关键时刻的最佳方式。但正如马克·麦克劳林所观察的那些外科医生一样，大多数人会忽视这些技巧，直接上马。

《心理建设的艺术》是一本告诉你在上场前的重要时刻该做什么的书。我们会探寻新的方法来应对肾上腺素的大量分泌，提升专注度，增强自信心，在登台前将情绪调整至最佳状态。我们会探究音乐如何能（有时不能）帮助我们表现得更好、将注意力放在一个对手身上是否能让我们发挥更出色，以及哪种打气谈话效果最佳。我们还会看到表现优异的专业人士是如何实践这些技巧的。我们会研究运动员、演员、音乐家、士兵、销售人员和其他那些虽然有着多年练习和让人艳羡的纪录，仍面临成败在此一举的局面的人们所做的心理准备。

　　我们所知的大部分关于心理建设的过程来自竞技体育。我们在更衣室里从出于好意的教练们那里了解到何为心理建设，而教练们的所为则多数出于直觉或常识。但当心理学家和科学家们开始关注到底是什么让我们在上场前能达到心理和情绪的最佳状态时，却发现直觉常常背叛我们。有些建议自相矛盾。我们中的很多人最后所做的适得其反。你可以从一套更好的做法中获得更好的结果，很有可能，你现在做的还不够好。

　　我们中的大多数，都能从一套更好的心理建设流程中获益。随着工作性质的改变，很多专业人士成功与否，更依赖于少数关键性的表现时刻，而非取决于重复性的日常工作。对于他们所参与的项目，关键的第一印象和最终的工作汇报至关重要。现代生活中的各种自由职业、兼职以及副业，让人们更频繁地参加面试或是推销自己。把它想象成现实生活中的《创智赢家》[1]，如何在压力下成功推销自己变得更为重要。假如你一年工作 2000 个小时，但你的年终考评主要看至关重要的 24 个小时——推介会议、业务拜访还有跟老板的重要谈话等，本书所提供的方法应该能帮到你。

回到手术室中，当马克·麦克劳林完成一长串组织切口缝合，将缝合针递给负责收尾缝合的助手后，已经接近午饭时分。他回到更衣室，换上卡其布裤子和 polo 衫，走到手术室外的等候区。"一切都很顺利。他应该两到三天后就能出院回家了。"他跟病人的妻子说。病人的妻子询问她丈夫之后能否轻松地正常行走，麦克劳林说看起来很有希望。

另一位外科医生——拿起手术刀前会发推特和开玩笑的那种——很可能取得同样的手术结果。但是如果手术台上是你关心的亲人，知道医生在手术前的最后时刻仍在竭尽所能提高手术成功率，是不是会更让你安心？

本书会向你展示怎样去做好心理建设。

---

1 *Shark Tank*，一档电视节目。——译者注（本书脚注均为译者注）

目　录

第一章 对抗"战逃反应"

Psyched Up: How The Science Of Mental Preparation Can Help You Succeed

你应该"冷静下来"还是拥抱激增的肾上腺素？

一位放弃小提琴的茱莉亚毕业生

诺亚·影山（Noa Kageyama）七岁时参加了伊萨卡学院的一个夏季音乐项目。和大多数音乐夏令营一样，这次夏令营最后会以一场演奏会宣告结束。成长于俄亥俄州中部的影山从两岁开始拉小提琴。五岁时，他前往日本，求学于开创著名的铃木音乐教学法的铃木镇一。六岁时他就登上电视节目表演小提琴。所以到七岁时，影山已经算一名资深的演奏者了。还会出什么岔子呢？

在他表演前，有一位年轻的女小提琴手登台表演，她演砸了。她不停地停顿，重新开始，好像她忘记了自己的曲子一样。她脸上的焦虑显而易见，离她几步之遥的影山看着她，顿悟——这将改变他人生的轨迹。

"我突然意识到在台上是可能演砸的。我一直不知道这种情况会发生，因为我从没见到过。"他说。候场时，影山开始体会到一种奇怪的感觉，这种感觉如此陌生，他不知道应该怎么形容。

尽管怀着新生的焦虑，影山在伊萨卡演奏会上的表现并无失误。之后，他坚持每天练琴。青少年时期，他和成人交响乐团一起演出，赢得奖学金，师从世界知名的小提琴家。高中最后一年，他每周末都会从俄亥俄州飞到纽约市，参加茱莉亚学院的预科项目。一路走来，他在表演时从没体验过全面恐慌。

但他确实经历过一些轻微的焦虑。有时他手心会不停出汗，有时他会走神。"我为什么不能稳定地发挥我应有的水平，我甚至做了准备，这让我很沮丧。"他说。虽然他的临场焦虑不太会让观众察觉，但他慢慢觉得这种焦虑有如从他花在练琴上的时间产生的回报中"征收了一笔无法预测又极为有害的税"。

1999 年，23 岁的茱莉亚学院研究生影山报名了一门叫作"提升音乐演奏者的表现"的选修课。这门课由一名曾经与奥林匹克运动员合作过的运动心理学家开设。这门课教会他，后台焦虑是音乐演奏者职业生涯不可回避的一部分，通过系统训练掌握技巧，即使不能完全消除这种焦虑，也可以克服焦虑，良好发挥。"这门课真的让我大开眼界，"影山说，"克服焦虑并非取决于运气。我可以通过做一些事来变得更加擅长处理焦虑。"

这门课带来了一个始料未及的结果：影山彻底放弃小提琴。大学本科时，影山主修了心理学。年轻的小提琴手越是思考自己的兴趣到底为何，越是意识到他想要教会人们他从茱莉亚学院的课程中学到的技能，而不是自己去演奏音乐。所以从茱莉亚学院研究生毕业后，他前往印第安纳大学攻读心理学博士学位。时至今日，他的小提琴放在琴盒里，鲜少拿出。

9月的一天上午，11点钟，影山教授站在茱莉亚学院的102教室里，教授新版本的曾改变他人生的那门课。影山身材瘦削，声音轻柔，留着短短的黑发。围绕着他的一圈椅子上，坐着20位大学生，他们脚下放着琴盒，有中提琴、大提琴、长笛和低音管。前一周，新学期的第一堂课上，他让学生们带着自己的乐器，逐个走到讲台表演，而他摆弄着三脚架上的摄像机。（他并没有真的把表演录下来。他用了摄像机，告诉学生们他会把视频发给校长，来增加他们的压力。）他让每个学生演奏60秒，但他其实把计时器设成了90秒，以此迷惑他们。他想要看他们在压力下演奏。

这周的课上，他采用讲课与课堂讨论相结合的方式，重点探讨肾上腺素和人体的战逃心理反应会给音乐演奏者带来哪些具体的不利影响。钢琴演奏者的手指会变得冰凉；浅呼吸和口干会给管乐器演奏者带来灾难。为了帮助学生们应对这些现象，影山先会带着他们做一个被称为定心凝神的放松训练，然后跟每位学生约好时间，逐一讨论他们个人84道题的表演技能量表测试结果，这些结果集中反映了每位演奏者在应对演出焦虑时的优势和弱点。

在影山和我离开教室前往市郊的一家中餐馆的路上，他告诉了我他对下周课程的安排：他要让演奏者们跳健美操，直到大家心跳加快、满身是汗，然后再让他们演奏乐器。"心跳如雷会分散人的注意力，"他说，"但如果你在这种情况下多练习演奏，就会逐渐变得没那么紧张了。你在试演时需要同样的心理素质——看穿自己身体释放的信号，集中精力应对当前的任务。"

影山把将要试演的音乐演奏者比作发射平台上蓄势待发的火箭——都在经历着倒计时的滴答声。相较于被动经历倒计时，影山希望学生们能够执行特定流程来做好上台准备。15周课程的终极目标，如他所说，"就是要确保，在登台前的最后几秒，你已经做好了万全准备来获得演出的成功"。

肾上腺素与战逃反应

在帮助人们执行任务这方面，若说心理是软件，那么生理就是硬件了。像影山这样的表现心理学家所做的，大多是帮助人们在临场前，面对体内生理化学反应及其对自身情绪的影响，控制和调整好自己。

这些生理化学反应主要涉及肾上腺素和焦虑的情绪。寻找控制这种生理和情绪反应的方法，是更好地利用影山所描述的倒计时阶段的第一步。

早在 16 世纪，医生们就发现了肾上腺——位于双侧肾上方与之相连的一对小小器官。但是解剖学家花了 300 年才发现这对器官究竟有何用处。直至 19 世纪中叶，医生们在肿瘤患者身上发现了这对器官的一项规律：当肾上腺不正常运转时，病人们会遭受低血压、疲劳和眩晕的折磨。19 世纪 90 年代，医生们从肾上腺中提取出肾上腺素，并开始给动物（以及少数人类实验对象）注射。他们观察到这种神秘物质是如何使血压急速飙升、心跳遽然加速以及呼吸猛然急促的。

在《纽约时报》报道的一项 1903 年进行的实验中，一位研究者用麻醉剂暂停了一条狗的心跳，使之在 15 分钟内无生命体征，再以一针肾上腺素令其复活。此后，这位研究者收到了如雪片般纷至沓来的信件，询问他是否能用这种激素，像基督复活拉撒路一样，复活已经死去多年的人。

尽管肾上腺素不能带来奇迹，科学家们还是对它的自适应效用感到惊奇。"比如，当一个人正在被一条凶恶的狗追着跑，（他的肾上腺素）水平会变化，促使各个器官更为有力地运转，"哈佛医学院教授布莱恩·B. 霍夫曼在他引人入胜的《肾上腺素》一书中写道，"它会增加血液输出量，从而将更多富含营养的富氧血输送到身体各个部位；增大向肌肉的供血量，减少向其他非急需血液的器官的供血，比如肠道；扩张肺部，吸入更多氧气；停止向皮肤供血，以便在受伤时限制出血量。"20 世纪 20 年代，哈佛生理学家沃尔特·卡农将人类在压力之下，由于肾上腺运转机制所产生的一系列本能反应命名为"战逃反应"。

怯场只是战逃反应的特有表现形式之一，鉴于这一现象如此普遍、人人皆知，故而对此方面的学术研究层出不穷。相关成果极为有助于人们了解，在试图控制肾上腺素水平和心理焦虑时，什么才是有效的。

虽然大多数人并非音乐会演奏者，但令人惊讶的是，很多关于怯场的研究都是以这一职业作为研究对象的。很大一部分原因是在音乐会上演奏确实很难，特别是跟做一场 TED 演讲或董事会报告，又或是在电视上露面相比。"公开演讲是有很多调整余地的。听众并不知道你计划要说的内容，"影山说道，"演讲中可以有很多即兴发挥的空间，但音乐不同，每个人都知道下一个音符是什么，那应该是什么样的声音。"更不用说竞争的惨烈：一个大的城市交响乐团，有可能为一个空缺席位面试 200 名演奏者。

若你深入了解关于怯场的诸多研究，就会发现最引人注目的一点，恰恰是这一现象的普遍性。在《惊慌失措：怯场逸事回忆》（Playing Scared: A History and Memoir of Stage Fright）一文中，记者及业余钢琴演奏者莎拉·索洛维奇提及了曾深受严重舞台焦虑困扰的音乐家们（包括保罗·麦卡特尼、弗拉基米尔·霍洛维茨、艾拉·菲茨杰拉德、鲁契亚诺·帕瓦罗蒂、洛·史都华、贝特·米德勒以及芭芭拉·史翠珊）。索洛维奇将怯场形容为"既神秘非常，是一种意志对身体的反叛行为，又司空见惯，像普通感冒般常常发生"。她还进一步列举了她尝试用来克服自身恐惧、进行钢琴独奏表演时所使用的各种技巧，譬如催眠、冥想、瑜伽、认知行为疗法、眼动疗法和各种呼吸练习。

有些表演者发明了创造性的技巧来克服怯场反应。卡莉·西蒙就是著名特例之一。1981 年的匹兹堡演唱会现场，西蒙舞台焦虑猛烈发作，她甚至不得不请求观众爬上舞台抓住她的胳膊，帮她冷静下来，以完成演出。（她在 2015 年出版的个人回忆录《书中男孩》中详细描述了这一事件）。这次发作导致她取消了巡演，并在此后七年再未登台唱过歌。"这太矛盾了，因为我确实享受表演。但当焦虑袭来，肾上腺素的急剧飙升击溃了我。"她后来回忆说。随着时间的推移，西蒙开始让剧院打开观众席的灯光来减弱聚光灯聚焦在她身上的效果。她会异常关注前排的一位观众，意图用自己的注视让这位粉丝感到尴尬，从而缓解自身的这种情绪。在 20 世纪 90 年代，她开始把沙发带上舞台，这样就能躺着唱歌了。当她知道生理的痛楚能减轻她的情感焦虑时，她开始在表演时用针戳自己的手，或是让别人在演出前打自己屁股。约翰·拉尔在《纽约客》上记述了 1996 年为克林顿总统举办的庆生表演中，西蒙正在舞台上被自己乐队的所有铜管乐手抽打时，帷幕险些拉开一事。

尽管西蒙对此方法深信不疑，惜乎并无学术研究表明表演前被打屁股能帮助大多数人克服怯场情绪。但有项研究的结论异于常理，怯场者最常收到的建议——放轻松，冷静点——往往对其弊大于利。

让自己兴奋起来而不是焦虑

艾莉森·伍德·布鲁克斯还是普林斯顿大学新生时，曾参加过一个叫作普林斯顿咆哮 20（Princeton Roaring 20）的女子无伴奏合唱团的试唱。想要在这个合唱团取得一席之地要面对激烈的竞争：每年，近百名学生会为该团因老生毕业空出的三至四个席位展开争夺。这之前她并没有唱歌方面的经验，她高中时吹过双簧管，也弹过钢琴，但布鲁克斯有把好嗓子。所以，在一个秋日的夜晚，她自信满满地走入试音室，唱了克里斯蒂娜·阿奎莱拉的《美丽如我》。"那场景简直就像《完美音调》里的一幕。"她说。几天后，布鲁克斯接到了入团邀请。

成为团员后，她很快成了试唱选拔的评委之一。大学的后三年，布鲁克斯目睹了几百名候选人经历选拔的严酷考验，她注意到两种截然不同的行为模式。一类演唱者在张口唱歌前非常紧张。她们的声音或者她们的身体会略微颤抖。有些人甚至在开始唱歌之前会道歉说："对不起。我真的很紧张。"另一类演唱者的行为则完全不同。她们看起来更精神饱满，也没有那么拘束。她们更愿意微笑，说自己很兴奋而不是很不安。她们会由衷地说："我非常感谢你们给我这个机会。"

布鲁克斯在观察两种行为模式的反差之时，发现了两类演唱者在表演时的趋向。"表现比较好的那些人，在试唱时会把焦虑重塑为兴奋，或将这种情绪朝积极的方向引导。"她说。一眼就能看出表演时很紧张的演唱者，通常唱得都不会太好。

从普林斯顿大学毕业后，布鲁克斯来到宾夕法尼亚大学沃顿商学院攻读博士学位。她开始在晚间观看《美国偶像》节目，她在海选阶段观察到的行为模式，与她在普林斯顿咆哮 20 合唱团看到的并无二致。表演前接受主持人瑞安·西克莱斯特采访时说自己紧张的选手，大多会在评委面前唱砸，而采访中表现得很兴奋的选手总是发挥得比较好。

作为一名研究生，布鲁克斯开始对不同情绪如何影响人们在各种任务中的表现感兴趣。她最感兴趣的是焦虑。"至少在临床上，研究者已经关注焦虑问题很长时间了，但我们尚未将视线投向普通人每天都会感受到的焦虑。"她说。布鲁克斯所说的是特质焦虑与状态焦虑的区别，前者为一种人格特质，可能会造成个体焦虑症倾向，并需要药物或专业治疗，后者描述的则是心理健康、情绪稳定的个体在特定压力情境下暂时的不安状态。

博士生在读期间，布鲁克斯在合著论文中研究了人们在感到焦虑时是如何谈判的（他们通常会有失水准），以及焦虑的人是如何在做决定时过度依赖他人或专家的建议的。她在研究中采用独特的方法让实验对象感到焦虑：在一组实验中，她让实验对象在开始任务前听《惊魂记》的音乐，看恐怖片的剪辑。

为完成博士毕业论文，她做了一项科学实验来验证自己在做普林斯顿咆哮 20 合唱团面试官时初次观察到的现象。首先，她试着弄清人们到底多么经常把"冷静下来"看作面对表演的最好选择。她对 200 人做了问卷调查，统计他们会跟马上要做重要演讲的紧张同事说什么。超过 90% 的参与者，会告诉这位朋友"放轻松，冷静点"，仅有不到 8% 的参与者会建议这位朋友"让自己兴奋起来而不是焦虑"。在毕业论文中，她引用了二战时英国著名的海报宣传标语"保持冷静，继续前行"。对于压力下的人们来说，这是随处可得的建议。

在她研究的第二部分，她招募了 113 名志愿者用任天堂 Wii 游戏机在《卡拉 OK 革命》游戏中演唱旅程乐队（Journey）的名曲《一定要相信》。基于音准和韵律，电脑程序会给每位演唱者一个分数。志愿者被随机分为三个小组，在每位志愿者准备演唱前，他会被要求做下列三件事中的一件。一个小组什么都不说。一个小组要大声说："我好焦虑。"第三组要说："我很兴奋。"分数记录显示，说"我很兴奋"的小组的演唱者平均分为 80.52。什么都没说的演唱者平均分是 69.27。而说自己焦虑的演唱者则只有 52.98 的分数。在后续的两项实验中，她先后要求参与者做一个与工作相关的演讲以及解决数学难题，她再次发现，开始任务前说自己"兴奋"的参与者的表现要显著好于说自己紧张或冷静，或是被劝说试着保持冷静的参与者。

"在压力情境下，人们有非常强烈的直觉要让自己试着冷静下来，"深色头发、性格活泼、在学校图书馆楼上的一间办公室工作的哈佛商学院助理教授布鲁克斯说，"你总能听到这种话。人们要么会积极地说'冷静点'，要么会说'别焦虑'。问题在于真的很难找到有效的方法做到这一点。"

布鲁克斯的研究中所描述的过程，心理学术语称之为"重新评估"，它描述的是人如何通过对将会引发情绪反应的情境的重新评估，来改变这一情境对自己情绪的影响。它是情绪调节过程所使用的策略中的一种。情绪调节领域的著名权威、斯坦福大学心理学家詹姆斯·格罗斯，研究归纳了人们用来调节情绪的各种策略。比如，"情境选择"是指人们避开会引发愤怒、悲伤或是不安情绪的情境的能力。譬如，如果你的孩子见到小丑就会抓狂，你大概不会带他去马戏团。"情境修正"是指通过改变环境来减少负面情绪的方法，卡莉·西蒙要求在她表演时打开观众席灯光，用的就是这一策略。"注意力分配"则是让人少留意激发负面情绪的情境的方法，转移注意力就是一个例子。"重新评估"是格罗斯称之为"认知改变"的策略的一例，用这个方法，你无须改变引发负面情绪的环境，只须试着改变自己对情境的认知。

在理想情况下，也许有可能将一个人的紧张情绪重新评估为波澜不惊的平静。但在现实中，布鲁克斯认为这基本是不可能的。"原因在于，焦虑和兴奋这两种情绪其实非常、非常相近，而焦虑和冷静则相去甚远。"她说。因此与其以镇定为目标，更明智的策略是迫使自己做出更不易察觉、更容易做到的心理转变，即从紧张转为兴奋。

与大多数心理学研究方向相比，重新评估是相对较新的研究领域。但是布鲁克斯并不是唯一想要通过实验更好地理解其作用的研究者。罗切斯特大学教授杰瑞米·杰米森在重新评估领域做了一系列研究，其中多个研究探索了学生们是如何在考试中利用重新评估的。比如，在2010年的研究中，杰米森及其同事观察了一群参加模拟考试备战GRE的学生。GRE是美国研究生入学时的一项标准化测试。在考试即将开始前，他们给一组考生念了下面这段话：

> 人们认为在考试时感到紧张会让自己发挥失常。然而，近期研究表明，情绪波动并不会对这类考试的成绩造成不良影响，甚至有助于提高分数……也就是说，如果你在今天的GRE模拟考试中感到焦虑的话，大可不必感到担心。如果你发觉自己有焦虑情绪，只须提醒自己，情绪波动有助于你的发挥。

当看到考试结果时，研究者发现，是否读了上面这段话，对考生在阅读理解部分的分数并无影响。但是，在数学部分，读了重新评估有关陈述的考生，平均成绩要高出 55 分，进步显著。当他们跟踪观察这些考生在一个多月后的正式 GRE 考试中表现如何时，他们发现，尽管时隔多日，但是在实验中读了重新评估有关陈述的考生，数学部分的成绩高出了 65 分，他们更少担忧自己的焦虑情绪，而且依然相信焦虑有助于他们更好地发挥。

杰米森及其同事得出结论："人们对内心状态的重新评估是可变的，而且解读内心状态的方式会深刻地影响个人的情绪、心理以及行为。"

对于在表演前备受极度紧张情绪折磨的人来说，从重新评估有关研究中可学到的东西一目了然：不管别人跟你说什么，不要纠结于让自己冷静下来。反之，告诉自己手心出汗、心跳加速都是积极信号，因为它们象征着兴奋。你很幸运能够来到这里，并且有这个机会证明自己有多优秀。别去想旅程乐队的歌，试着把自己的思绪引向指针姐妹（The Pointer Sisters），然后轻轻地对自己哼唱："我太兴奋了，我无法掩饰自己激动的心……"

微调情绪与中心法

当我开始写这本书时，我对做好心理建设的看法过于简单——只须把注意力放在肾上腺素和情绪激发上。我以为做好心理建设就像按下一个开关一样。对于需要体力、竞争激烈的活动，显然肾上腺素越多越好，因此我认为做好心理准备就是要找到方法，比如对的音乐类型，来打开那个开关。对于其他相对安静的活动，像是钢琴独奏、射箭锦标赛，或是工作面试，情绪激发则会导致过度紧张或注意力不集中。所以在这类活动之前所做的心理建设，主要是试图关闭肾上腺素开关。

根据一个多世纪以来的研究结果，实际情况却是，这两类活动所需的心理建设，差别几乎可以忽略不计。这些研究结果大多支持艾莉森·伍德·布鲁克斯的观点——努力冷静下来未必是任务执行者的最佳选择。

1908 年，两位哈佛大学心理学家罗伯特·耶克斯和约翰·多德森做了一组复杂的学习实验。他们对一种多动的小鼠进行电击，然后观察小鼠能在多短时间内学会走出一个类似迷宫的装置。概括来说，他们发现小鼠在受到中等程度电击后的学习速度最快，电击程度低或过高都会导致小鼠表现不佳。这些实验并未研究人类，也不是为了研究我们现在所认为的表现焦虑的影响的，而且更新的学术研究也质疑了他们的结论。尽管如此，实验结果成就了著名的耶克斯-多德森定律——时至今日仍是心理学入门教材的重要内容。这一定律阐述了焦虑（压力）水平和表现之间的曲线关系。人们不是在完全冷静时，也不是在倍感压力时表现最佳，而是在某个中间状态时表现最佳。

尽管这只是学术理论，但这一观点的风行还是因为它自有其道理。在超级碗比赛中担任四分卫和博士论文答辩是两种截然不同的考验，而且确实，橄榄球运动员会故意提升自己的兴奋度，争取博士学位的人则会力图消除自己的紧张情绪。但在这两个例子中，事情都是有限度的：即使是博士生也不应该追求极度镇静或完全放松，而四分卫兴奋过度也会导致他在比赛中做出错误判断。适度的紧张是好事，而最优的紧张程度因人而异，因任务而异。做好心理建设并不是按下开关而已，更像是调节音量旋钮；最理想的情绪激发水平是在一个连续区间的某一点上，高明的执行者会根据自己所做任务的内容来调节高低，从而找到最佳位置。

虽然耶克斯－多德森定律依然有一定的影响力，但关于执行者如何进行情绪激发和情绪控制的更新的理论来自芬兰运动心理学家尤里·汉宁。他在 20 世纪 70 年代与芬兰和俄罗斯跳水运动员、体操运动员、划船运动员以及游泳运动员共事时，首次提出了这一理论。这些运动员的经历否定了耶克斯－多德森模型：很多人在极高的压力水平下表现很好，远超出曲线模型所给的范围。汉宁还注意到运动员们感受到的情绪不仅仅是压力和焦虑。

他们还会感到高兴、悲伤、愤怒、恐惧，以及各种各样的其他情绪。因此，汉宁提出了一个叫作个体化最优运行区的模型，即 IZOF（Individualized Zones of Optimal Functioning）。此模型承认运动员在比赛前会感受到各式各样的情绪，而且最佳的情绪水平会因运动员的不同而差别巨大，即使对于同一个运动员来说，每场比赛其最佳情绪水平也可能都会不同。在过去三十余年中，汉宁一直使用这一模型来帮助运动员事后分析，他们在发挥出色或不佳的比赛前，都感受到了哪些情绪，再根据分析结果建立一个指令性模型，来框定在比赛前他们需要感受的情绪。运动员们接下来要利用比赛前的数天、数小时、数分钟来努力提高或降低自己的情绪水平，从而让自己处于最优区。

并非开关或者音量旋钮，IZOF 模型描述的更类似于录音室里的调音台，允许使用者以不同的量来微调各种情绪，从而找到最佳的融合方式。

运动心理学家所教授的在赛前帮助运动员控制能量和情绪激发的另一个技巧叫作中心法——诺亚·影山在茱莉亚学院教给自己班级的方法。这一技巧是由罗伯特·奈德弗提出的。他在 20 世纪 60 年代初曾赴日本学习合气道技击技艺，其后为最优秀的合气道研习者静若止水、心神合一的风范所折服。他回到美国取得了心理学博士学位，并在 20 世纪 70 年代成为声名卓著的运动心理学家；在此期间，他想出了让运动员在赛前平静心态的一种方法。奈德弗将这一方法传授给门生唐·格林——一位西点军校毕业生及前美国陆军特战队成员，后者将此法发扬光大。

为完成博士毕业论文，格林与圣迭戈特警队展开合作。在特警队开始实弹训练前，格林让一半的射击手进行注意力集中训练，另一半则什么都不做。专注的射击手表现明显优于对照组，他们能在更短时间内疏散一条小巷中的民众并射中更多坏人（射中更少好人）。格林后来将这项技巧用于奥林匹克选手、华尔街交易员以及形形色色的其他职业者。他曾为茱莉亚学院1999届学生授课，这门课改写了诺亚·影山的职业道路。

中心法分为七步，接下来我将做简短描述。下述内容摘录自唐·格林的《战胜你的恐惧》（*Fight Your Fear and Win*）一书。它听起来非常像正念或冥想，但至少与前两者存在一项关键差别：格林坚持认为，经有效训练后，一个人能在不到10秒内集中自己的注意力。

- 明确目标：通过聚焦在单一目标上来清理繁杂的思绪，比如"我要说服这位买家签订合同"。别说废话，保持目标明确。

- 挑一个焦点：视线望向远处一个不重要的点，之后在脑中将多余的能量、压力以及紧张感都掷向这个点。

- 有意识地呼吸：闭上眼睛，用鼻子吸入空气，再用嘴呼出，每次呼吸都要让空气充满腹部。

- 缓解肌肉紧张：逐步放松你的肌肉，从头部开始，慢慢向下到躯体，每吸入一次空气就检查一个部位。

- 找到你的中心：想象自己肚脐以下5厘米、腹部皮肤内5厘米的一个点。那就是你的中心。将注意力集中在这个点上会让你的内心平静。

- 重复你的提示语：这是一句能够触发某个特定反应的话，使你向目标迈进。对于高尔夫球手，大概是"流畅、良好的节奏"；对于谈判者来说，则可能是"提出问题，态度友好"。

- 引导你的能量：将你多余的能量都猛掷向第二个步骤中提到的那个焦点。

我也读过更长版本的中心法，它看起来是一项很难通过读相关文章就能学会的技能；和冥想、瑜伽或者高尔夫挥杆动作一样，如果由已经熟练掌握方法的人直接教给你，学起来就会容易很多。

表面上，中心法似乎与"冷静下来"类似。若果真如此，那么中心法就与艾莉森·伍德·布鲁克斯的"冷静下来"反而不利发挥的发现相悖。但是，这一矛盾是有合理解释的。中心法通过系统性的方法使人冷静，使用该方法必须执行特定的流程，执行者的注意力都放在了这些流程上，也就不会再留意自己的紧张情绪。布鲁克斯的研究对象在试图冷静下来时表现变差，是因为他们没有让自己冷静的正确方法；而唐·格林中心法的执行者非常清楚如何调节自身情绪，这点正是问题关键。

从书面描述看来，中心法并不像能够改变人生的技能，但总是有人告诉我，中心法彻底改变了他们度过重要事件前最后一刻的方式。格林写道："找到自己的中心的背后逻辑在于让自己感到踏实稳定，能够掌控自身能量。"

提升表现的例行流程

在茱莉亚学院"提升音乐演奏者的表现"课程的倒数第二周，影山教授让学生们为最后一节课将要举行的模拟试演做好准备。根据课程大纲，模拟试演的分数将占最终成绩的 50%。

影山带学生们来到三层的排练室，在这里他们可以放松，并在进入试音室前做最后的练习。而在试音室里，他展示了把演奏者和评委隔开的屏风，让演奏者有种匿名的感觉。把参加试演的演奏者遮挡起来，是很多音乐试演的常态；研究发现，遮挡可以让评委在打分时仅考虑音乐，限制因性别、种族或者其他可见特征可能带来的不公。他告诉学生们，他们的表现将由三人评委团来判定，评委团由茱莉亚学院的教职人员，以及来自纽约市芭蕾舞团、纽约大都会歌剧院或纽约爱乐乐团的校外音乐家组成。然后他让每个学生在全班面前演奏自己的试演作品。

一周后，学生们前来参加模拟试演时，过程却并不像影山所承诺的那般顺利。事实上，几乎所有他告诉学生们会发生的事，都是假的。

学生们并不是按照严格顺序被叫上楼演奏的，相反，他们是在毫无提醒的情况下随机被叫上楼的。影山要求他们走楼梯，而不是坐电梯，演奏者们扛着大型乐器，带着喘息、额头冒汗地来到排练室。

其实，把这个空间叫作排练室有些误导人。中提琴手凯莉·史密斯来到这里排练时，听到墙内传来令人毛骨悚然的巨大异响。"我当时觉得自己身在鬼屋，"她说，"那绝对不是你在表演前想听到的声音。在那种环境下绝不可能轻易保持平静和精力集中。"（噪声来自一台没调对频道的调幅收音机，影山调到了一场用西班牙语播送的棒球赛，开到大音量，然后把收音机藏到家具后面。）等到史密斯被叫到试音室时，她回忆道："我感觉身上简直又湿又黏，根本没有做好准备，而且非常紧张。"

当演奏者们进入试音区域时，他们发现根本没有屏风。评委们就坐在自己眼前的桌子后面，和他们之前被诱导相信的情况全然相反。每一次，评委们都会叫错要表演的学生的名字，或者叫成别的名字，一开始就造成混乱。一位评委大声咀嚼着一袋大香蕉脆片，另一位则在拆糖果包装。在演奏者把乐器准备好前，一位评委就说："你可以随时开始，"稍微停顿，"你现在可以开始了，"稍微停顿，"我们准备好了。"换句话说，赶快开始。

一些学生在开始表演时发现自己失误次数变多。钢琴演奏者们注意到某些键弹起来不太对。（影山悄悄在钢琴里塞入了一些乒乓球。）一位评委的手机隔一段时间就会响，而且有时他会接电话。史密斯回忆说，整体的氛围非常不专业，让人无法集中注意力。

当然，这正是目的所在。

这场"逆境试演"是茱莉亚学院这门课最后的保留环节。它检验的是学生们是否能用所学的技巧帮助自己更好地面对试演，不只是传统的试演，甚至是最不顺利情况下的试演。有时影山会让一位评委喝一瓶威士忌（里面装的是冰茶），然后显得好像喝醉了一样。有时他会摆一台摇头风扇，在演奏时把演奏者的乐谱吹乱。"我要求评委们要表现得无礼、刻薄、粗鲁、难以取悦。"影山说。大多数情况下，他们都演得很好。

虽然评委们会考虑演奏者的演奏水平，但他们同样很关注学生们对现场情况的适应性怎么样。他们是否会让评委施加的压力影响到自己演奏前的例行流程？他们是否表现出疲惫烦躁、心不在焉、心情沮丧或是愤愤不平？试演结果并不会真的决定半学期的成绩，但是评委们还是会选出一位优胜者，而优胜者并不仅仅靠音乐才能脱颖而出。影山说："我们要选出各方面表现最出色的那个人。"

这学期的优胜者是托梅尔·戈维茨曼——一位以色列裔钢琴演奏者。他坐下开始弹琴时，发现影山给钢琴配的椅子是朝琴键方向前倾的，这使得演奏者坐下时很难自如弹奏。即使评委们已经要求他开始演奏，戈维茨曼还是停了下来，环顾房间，拉开那把前倾的椅子，从房间另一边搬来一把更好的椅子。"他给评委们留下了好印象，因为他不慌不忙——他完全不着急，而且他看上去也没有因为那些发出异响的乒乓球而慌乱。"

如果没有学过影山传授的那些技巧，中提琴手史密斯也不确定自己应对这些干扰时会表现如何。在上"提升音乐演奏者的表现"这门课之前，她在试音前的最后关头所做的和大多数音乐演奏者一样：对自己要演奏乐章中的技巧难点念念不忘，疯狂地反复练习最难的乐段。（她还总是不停地去洗手间，因为神经紧张影响了她的膀胱。）"现在回想起来，"她说，"反复练习最难的乐段大概是演出前你能做的最没有成效的事，因为它会让你担心自己搞砸，而非让你设想一场成功的演出。"史密斯觉得有些令人震惊的是，虽然音乐导师花费无数时间帮助演奏者学会练习和表演，但是这种指导毫不重视建立一套明智有效的演出前例行流程。

这学期过去一半时，史密斯已经吸收了影山的技巧，重新设计了自己的演出前流程。现在她不会在后台拉中提琴了。相反，她会闭上双眼，呼吸，然后做教授教给她的中心法训练。"一旦你熟练了，你就能在大概 10 秒钟内做完。"她说。她会重复一些简单的表示肯定的话语，那些并非旨在成功，而是旨在尽自己最大努力的话。举一个例子，"我要尽情探索音乐能带来的一切可能"，如果你认真再读一遍这句话，你可能会发现她的关注点在于演奏这段音乐的机会，而不是得失或责任；这样，她的肯定就变为一种重新评估的形式。

之后，她有意识地不再使用掌管语言和理性思维的左脑，并让掌管创造力和直觉的右脑活跃起来。"我不想让脑子里有任何人的话。我要想想我将演奏出的声音。"她说。

在试音室这么做有些困难。"评委们一直在说，'只要你准备好就开始，只要你准备好就开始'。"她回忆，显然他们是想要扰乱她。但她还是给自己留了几秒钟，在准备好之前，她并未把琴弓放在琴弦上。演奏完，她对自己的表现很满意。"我真的非常紧张。（排练室的）收音机真的把我吓坏了，"她说，"尽管有诸多干扰，我还是演奏出了我应有的水准。"

她把这次成功归因于自己新学到的方法。"我有自己的例行流程，我在演出前让自己做好了准备。"她说。这种沉着冷静的表现正是我们大家所应渴望做到的。

第二章　为何你需要一个仪式

Psyched Up: How The Science Of Mental Preparation Can Help You Succeed

例行流程和迷信是否真的能提高成功概率？

后台仪式的良性循环

（在接棒大卫·莱特曼主持美国哥伦比亚广播公司的《深夜秀》之前）对斯蒂芬·科尔伯特来说，也许在美国喜剧中心频道脱口秀的表演开始前的数小时中，最重要的时刻就是帷幕拉开前的那一小时，那时他会刮掉胡子，穿上自己造型师所选的布克兄弟[1]西装。"进入脱口秀的角色是一个断断续续的漫长过程，因为我并非每时每刻都处在那个角色中。我真正的角色是作者和制作人。"科尔伯特在2014年的播客中告诉《板岩》[2]杂志记者大卫·普洛茨。穿上西装意味着角色转变，它是科尔伯特登台前一系列复杂流程中的一环。

科尔伯特在演出开始前的某些例行流程，像是化妆和做发

1　布克兄弟（Brooks Brothers），美国知名男士服饰品牌。
2　*Slate*，美国知名线上杂志。

型、去卫生间，都是上电视前会做的寻常准备。其他流程却并非如此。"我们的洗手间里有一个小铃铛，我因为一些复杂的原因喜欢去摇它。就像是酒店的那种铃铛，叮！我会走到那儿，然后说'好了，演出顺利'。"他说。之后科尔伯特会等着他的制作人跟他说，"笑一笑"。因为每晚他都会这么说。接下来科尔伯特会跟后台的每个工作人员碰一下手，不是击掌，就只是碰一下，最后一个和他碰手的是提词器操作员。然后科尔伯特会拿出一盒某一特定型号的比克钢笔，从里面取出一支，咬一下笔盖，再把笔放回盒子里。（比克已经不生产这个型号的钢笔了，科尔伯特的工作人员曾经在全世界的文具店里淘这种钢笔的库存，以便全部买下。）这之后他会狠狠地扇自己两个耳光。最后他会盯着演播厅的某个固定的点看，再看向别处，之后再接着盯着那里看。直到这时，科尔伯特才会上台。

科尔伯特的后台仪式不同寻常地繁复，但是几乎每个表演者都会有一些步骤来帮助自己减轻焦虑，提高自信，开启表演所需要的思维方式。2002 年的纪录片《喜剧演员》的中段，有一个杰瑞·宋飞演出前在后台的场景。虽然他早已功成名就，但（令人诧异的是）仍能一眼看出他的紧张。在一次采访中，我问了宋飞，他的后台例行流程是怎样的。

"我不需要让自己兴奋起来。观众们自然会让我兴奋，"宋飞告诉我，"你走到 3000 名观众面前，他们付了 75 或者 100 美元坐到台下就为了能在现场开怀大笑。上台时你就能体会到这点。但是每个喜剧演员，就像运动员一样，都有自己的例行流程。我的例行流程是直到演出前五分钟还在看我的笔记……我的巡演制作人说'还有五分钟'的时候，我会穿上外套，穿外套时就好像我的身体知道，'好了，该拿出本领来了'。然后我站起来，我喜欢来回走动，接下来就该上台了。这就是我的演出前流程。我从来不会改变这个流程，它好像代表了一切。它让我觉得很舒服。"

为什么宋飞的身体会对穿外套这个行为做出反应？为什么科尔伯特觉得演出前他咬了那种比克钢笔就会表现得更好？这两位自己也说不清。从某种意义上说，这无关紧要。这些表演者认为他们的后台仪式能够帮助自己表现得更好。在研究仪式和迷信时，研究者很快会发现这个奇怪的良性循环：一旦认为这些事有效，那就很可能真的有效；虽然没人能真正弄清楚原因。

只有当它不起作用时才会奇怪

本章没有维恩图[1]，但当你思考任务前的例行流程、仪式以及

---

1 维恩图用于展示在不同的事物群组（集合）之间的数学或逻辑联系，尤其适合用来表示集合（或类）之间的"大致关系"，它也常常被用来帮助推导（或理解推导过程中的）关于集合运算（或类运算）的一些规律。

迷信行为这三个相互关联的概念时，你可以在脑海中想象一些维恩图来帮助理解。

在表演前宋飞做的一切，以及科尔伯特所做的大部分事情，都符合任务前例行流程的定义：一系列系统的、与任务相关的想法和行为。过去的 30 年间，运动心理学家针对运动员比赛前会做什么做了诸多研究，大多数研究结果证明了有着精心设计且始终如一的例行流程的运动员通常表现更佳。

部分关于任务前例行流程的研究是描述性的。比如，一项关于跳水运动员的研究，使用秒表来记录运动员起跳前在跳板上花的时间，该研究发现起跳前进行更多准备活动的运动员往往得分更高。

有些研究采用了干预手段，不使用任务前例行流程的运动员在实验中学会使用例行流程，他们的前后成绩结果用于与实验对照组进行对比。与描述性研究一致，干预研究的结果也大体能够证明，学会使用任务前例行流程的运动员能够提高竞技成绩。

"在任务前使用结构化的例行流程被认为是帮助运动员取得好成绩的一项非常重要的行为技巧。"温切斯特大学运动心理学家斯图尔特·科特瑞尔写道。他对保龄球、水球、射箭、橄榄球和飞镖等各种运动的任务前例行流程的现有研究进行了一项元研究。传统观点认为，任务前例行流程对不受防守者干扰的无竞争活动格外有效，譬如篮球中的罚球或高尔夫中的推球入洞。这类活动依赖于操作方法，关键在于成功复制运动员已经练习过上千次的机械动作。

问题是：为什么任务前例行流程有效？

这个问题并没有明确答案。科特瑞尔引用了其他研究者提出的理论与假设：例行流程能够帮助运动员集中注意力，防止分心，有利于"触发"他们练习过的动作，让他们感到乐观，充满活力，找到自信的心理状态。这些理论都很有道理，但却无法实际论证到底哪项原理在起作用。正如科特瑞尔所述："例行流程具体起了什么作用，它们应该由什么组成，又或什么是教授例行流程最有效的方法，这些问题在基础层面上仍不明确。"

任务前例行流程在运动之外的其他领域也益处颇多。作家及外科医生阿图尔·加万德在《清单革命》一书中对此展开了探讨。飞行员为降低事故率，会为飞行前、飞行中和飞行结束后遇到紧急情况所要做的事列一个书面清单。受到启发，加万德描述了他如何将任务前清单应用到自己的手术室。他还记录了拿起手术刀前系统地遵循一系列固定步骤带来的结果改善。

无论你思考的是一项奥林匹克运动还是一台复杂的手术，任务前例行流程的定义中的关键词都是"与任务相关"。加万德术前做的一切都和将要进行的手术有关；一名奥林匹克跳水运动员在跳板上做的一切都是为他将要做的跳水动作做的准备。

类似地，斯蒂芬·科尔伯特的部分例行流程，诸如化妆和穿上西装，也都与主持一档电视节目的任务有关。但是科尔伯特摇酒店的铃铛、咬笔盖、扇自己的脸，或者盯着墙上的一个点看又是怎么回事？它们和主持的任务无关。这些行为与出现在电视上没有什么联系。

把这些行为当成仪式来理解更为恰当，也就是每次都会做的一成不变的事。要注意，所有的任务前例行流程都可以被称为仪式，因为每次所做的都是一样的，但并非所有的仪式都可以被称为例行流程，因为仪式还包括与任务无关的行为。（此处维恩图可帮助理解。）

NBA 球星勒布朗·詹姆斯有一长串赛前与任务相关的例行流程，包括热身投篮、缠好绷带和用冰敷腿，但他还有一系列随着职业生涯不断进化的复杂的赛前仪式。2010 年他的赛前仪式包括：在国歌后用手指做出数字 3-3-0（那是他家乡阿克伦的区号），与他的 14 名队友用独特的方式握手或碰拳，请裁判把比赛用球给他，让他能够在跳球前给球做个轻柔的按摩，以及在记分员的桌旁把镁粉抛向空中。

在棒球运动中，当代最具仪式感的球员可能是韦德·博格斯，他在 20 世纪 80 年代和 90 年代打过三垒（主要是为红袜队效力）。他每场比赛前都吃鸡肉，每次内场练习都投下 117 个地面球，晚间比赛前，在下午 5 点 17 分准时开始击球练习，他在接近垒板进行击球时，会在地上用希伯来字母拼写成"chai"这个单词—— 虽然他并不是犹太人。

运动仪式如此普遍，以至于视频游戏如今都允许玩家创建自己的队员，这些队员除了拥有定制设计的生理属性（包括身高、肤色和发型）外，还可以被赋予特定的赛前仪式。在我儿子最喜欢的 Xbox 游戏 NBA 2K16 上，可供选择的赛前仪式包括鼓动观众的动作（如捶胸），打保龄球或投手投球的动作，以及用头撞篮板支柱。

与任务前例行流程一样，仪式所带来的作用也没有科学上令人信服的解释。人们觉得仪式能够令人感到安慰或镇定。尽管尚不清楚原因，但人们认为仪式可以减轻焦虑。一些人认为，在没把握的情况下，仪式可以给人一种控制感或自我效能感。"可靠的例行流程可以为一个人的精神能量提供有效疏导，并有助于避免情绪的暴政。"梅森·库里写道。他为自己的书《每日仪式》收集了伟大的作家和思想家们每天所做的事情的清单。

赛前动作的第三种类型是迷信，仪式与迷信之间的界限显然是模糊的。康涅狄格大学教授斯图尔特·维斯在他研究迷信的《相信魔力》一书的可读性极强的综述中写道："当特定的动作具有特殊的神奇意义时，例行流程就会变得迷信。"迷信的其他定义凸显了迷信行为的不合理性或缺乏逻辑性。但是，没有任何定义能够清晰描述什么构成了迷信；大部分解释似乎都在围绕意图和信念的深度做文章。具体而言，从事迷信行为的人更有可能怀有一种深刻的、近乎荒谬的信念，即该行为会影响或决定比赛或事件的结果，而且如果不做迷信行为，他在任务中的表现将因此受到影响。例如，博格斯的特殊行为显然是迷信的，神经外科医生马克·麦克劳林偏爱以9结尾而不是整数的剂量给病人用药，也是一样的。

迷信行为不仅限于任务执行者本身。2013年，百威清啤推出了一系列广告，广告中喝啤酒的橄榄球迷们在电视上看比赛的同时也在进行仪式——比手势、单腿赤脚站立、旋转遥控器、轻拍团队横幅——背景音乐是史提夫·汪达的歌《迷信》。广告语是：只有当它不起作用时才会奇怪。

仪式和迷信也有弊端。当追求极端时，神经质或过于死板的仪式行为，可能是出现异常精神状况（例如强迫症）的标志。幸运物可能会丢失或被盗。对手也可将破坏仪式和迷信作为一种制胜策略。例如，对方球队有时会调整他们体育馆的时钟，从而跳过博格斯喜欢进行迷信行为的特定时间。

同时，有合理证据表明，进行一系列固定的任务前活动（仪式化的、迷信的或两者皆非的）可以帮助某人表现得更好。因此，当你考虑自己的热身程序中包含哪些仪式时，请记住百威清啤的深刻智慧：只有当它不起作用时才会奇怪。

正向传染

在纽约州立大学奥尔巴尼分校攻读本科时，劳伦·布洛克有一双带有红色图案的白色耐克运动鞋。她在参加考试时经常穿这双鞋，并且取得了好成绩。这双鞋成了她的幸运考试鞋。

布洛克室友的鞋码大小和她一样，彼此熟悉后，他们开始穿对方的衣服。当室友看到布洛克的耐克鞋似乎帮她取得了更好的成绩时，她也想要穿这双幸运考试运动鞋，布洛克同意了。"她第一场考试考得很好，所以就有了这种迷信，她后来每次考试都要穿这双鞋。"布洛克回忆。

在大学生中，考试迷信很普遍。在一项研究中，数据显示，有 62% 的人使用幸运笔或戴着特定的首饰、穿着特定的衣服参加考试；36% 的人在参加考试之前会触摸一件幸运物；54% 的人试图坐在同一个位置上参加各门考试；考试前，有 38% 的人听了特定的歌曲。上大学时，我有一支银色的高仕钢笔，只在考试时用。那是一位高中老师送给我的礼物，我还能回想起当我打开一本蓝皮书，用那支特别的笔写字时，心情就会略为平静并且更为自信。

布洛克的幸运耐克鞋的由来为我们了解大多数迷信的形成方式提供了一个窗口。学术界使用"连续事件"一词，它描述了人类在经历积极事件时，总会关注同时发生了什么其他事情。找到后，他们常常会看到无关的动作或物品与积极结果之间的神秘联系。他们观察到了相关性，但相信的却是因果关系。

证明连续性是迷信的驱动因素最著名的实验于 1948 年在哈佛大学进行。心理学家斯金纳（B. F. Skinner）将饥饿的鸽子放在设有自动喂食装置的笼子中，该装置每隔 15 秒便会送出食物颗粒。在两次喂食的间隔中，鸽子会有规律地徘徊或以独特的方式移动其头部。斯金纳注意到，在食物出现的那一刻不论鸽子在做什么动作，这个动作都对它有特殊的重要意义，它一直重复这么做。"很快鸽子们就在笼中摇来摆去，就好像它们的动作才是喂食器送出食物的原因。"斯图尔特·维斯写道。你在拿下代数考试那天用的钢笔或是穿的运动鞋，也是同样的原理：从逻辑上讲，钢笔或运动鞋和你的好成绩毫不相干，但连续性让你觉得它们之间是有联系的，所以突然间你就拥有了一支幸运钢笔或一双幸运运动鞋。

大体上，迷信可以被分为两类：与行为相关的（比如鸽子的头部运动）和与物品相关的（比如运动鞋或钢笔）。至少每一类都有一些证据表明，迷信可以帮助任务执行者表现得更好。

在 2010 年的一项研究中，来自科隆大学的三名研究人员进行了许多实验，以了解引发迷信是如何影响研究对象在运动技能测试中的表现的。例如，在该项实验中，有 51 名女学生被要求玩一个倾斜木板的游戏，目标是使 36 个散乱的球每个都能落入木板上 36 个对应的孔中。在她们开始之前，研究人员用德语告诉其中一些女孩："我为你按下拇指。"这句话在德语中的意思大致相当于"我为你祈求好运"。祈求好运的小组比对照组明显更快地完成了任务。

幸运物也有助于提升表现。幸运耐克鞋的拥有者劳伦·布洛克，如今是纽约城市大学的教授。她与一位同事一起在实验室做了一系列实验，探究如果复习时用了其他学生之前用过的学习指南，人们在各类考试中的表现会如何。在实验中，布洛克公布了以前考生的分数或绩点，所以用学习指南的人能够分辨前一位使用者考试成绩的好坏。这项研究特别关注"正向传染"的影响，这种说法认为一个人的本质会对他接触过的实物产生影响。结果是：前一位使用者成绩较好的学习指南的使用者，在考试中的成绩也更好。研究者写道："该论文首次证明，特定能力能够通过接触传染转移，并通过改变表现预期与自信程度，影响使用者的实际表现。"他们指出，聪明的管理者可以利用这项发现，把公认非常聪明或有创意的员工用过的东西（比如钢笔或电脑）再次分配，作为工作中的绩效激励手段。布洛克警告说，这种效果并非普遍适用。在她称之为"高实验性处理器"的人，即更多依赖信念和直觉而非逻辑的人中，这一效果更为明显。

确实，哪种类型的人比其他人更迷信的问题多年来广受探讨。一般来说：女人比男人更迷信；受过较少正规教育和智力水平较低的人比有学位或智商高的人更迷信；无宗教信仰的人比有宗教信仰的人更迷信；某些职业的从业者也会更迷信，包括运动员、演员、赌徒、矿工以及水手。

冠军车队的集体迷信

查德·克瑙斯（Chad Knaus）坚持认为自己不迷信。他将自己作为纳斯卡赛车车队队长取得的成就都归功于一个原因：他的职业道德。局外人对此表示赞同。

自 2002 年以来，克瑙斯领导着由数百人组成的机械师和维修人员小组，他们负责组装、支持和维修车手吉米·约翰逊的 48 号雪佛兰亨德里克赛车。在这一过程中，45 岁的克瑙斯以每周 90 小时的工作时长而闻名。新闻剪报称他为工作狂，将他描述为极度紧张又十分专注。在 2015 年与前佛蒙特小姐结婚之前，克瑙斯频繁更换女友，人人皆知他每一次恋爱关系的破裂都源于他无法抛开工作，为恋人留出时间。

当你与克瑙斯谈论他如何管理现代纳斯卡赛车团队时，他会说自己工作日的通常工作时长为 12 个小时以上，因为他要观看数小时之前的比赛视频以发现预兆和规律。他会向你介绍其团队的统计工作，以及他们如何利用大数据找到进站加油和更换轮胎的最佳时刻。所以他不迷信，不相信因果报应或好运吗？他耸了耸肩。"我不信，"他说，"我只相信这句话：幸运只在你为机会做好准备时降临。"

然而，如果你在 48 号赛车团队位于北卡罗来纳州夏洛特郊外 40 公顷的场地上待一段时间，就会发现克瑙斯有一些关于他自己的独特预兆和规律，其中一些与赛车并无明显联系。

例如，克瑙斯在他的办公室里养着一株盆景树。他在 2005 年的纳斯卡赛季第一次收到了一株盆景作为礼物，那是他与约翰逊共事的第四年，当时约翰逊尚未赢得过代表纳斯卡赛季冠军的斯普林特杯（Sprint Cup）。那年下半年，约翰逊在赛季中暂时与别人并列第一名，克瑙斯忙于工作，忘了给植物浇水，盆景树死了。大约在同一时间，约翰逊在一场比赛中表现不佳，令他无缘赛季冠军。

盆景树之死和约翰逊争冠失利在克瑙斯的心里相互关联，成为连续事件。很快，克瑙斯的助手又为他买了一株盆景树。因为在心里把没好好照顾盆景与目睹团队失利联系了起来，克瑙斯在纳斯卡长达 10 个月的令人筋疲力尽的赛季期间开始了一系列新仪式，这些行为的目的就是避免晦气的盆景树之死再次发生。每周四下午，在登上私人飞机飞往周末比赛地之前，克瑙斯都会花几分钟的时间去照看他的盆景。他给它浇水，仔细修剪枯萎的叶片。然后，为了表示对枯叶的尊重，他会将枯叶带到室外，让它归于尘土。"我会给它一点爱和关怀。"克瑙斯说。这个仪式是迷信，但它也有一个无意却有用的好处：在一个非常繁忙、争分夺秒的工作日中，令克瑙斯停下来，沉心静思片刻，在准点赶到机场前缓一口气。

自从克瑙斯拿到这株盆景树，并开始好好照顾它以来，吉米·约翰逊赢得了七次纳斯卡赛季冠军，包括从 2006 年到 2010 年创下的五连冠壮举。如果奏效的话，它就不奇怪。

克瑙斯在伊利诺伊州长大，从小就在父亲的车队工作。他说，他并不是在注重仪式或彩头的环境中长大的。但是，当他 19 岁搬到北卡罗来纳州，开始全职为纳斯卡赛车团队工作时，他的观点转变了。克瑙斯说："到南方后，我才发现迷信无处不在。"例如，他在夏洛特遇到的那些车队，大家一致认为 50 美元的钞票是不吉利的。因此，办公室经理去银行取回现金，在每周的比赛中向车队成员支付每日津贴时，每个人都认为现金应该是 10 美元、20 美元和 100 美元面值的，从来没有过 50 美元面值的。

克瑙斯难为情地说道："对了，我想我还有一个迷信行为。"每周四清晨，在离开家去工作之前（他知道要等到周日晚上的比赛后才能回到家），他都会给一座老式落地大摆钟上发条，那是很久前他在纳斯卡比赛中赢得的奖品。他说："如果周日我们的比赛很糟糕，晚上回到家，我会看看钟。如果钟摆没动，发条没上，我就会说：'好吧，我想这就是为什么……'"

虽然克瑙斯有自己的每周迷信活动，但他还参与了团体仪式，这些仪式已成为 48 号赛车团队生活的一部分。例如，每年 2 月，赛车出厂，仔细检查后，准备装载到拖车上带到拉开赛季帷幕的德通纳 500 汽车大赛时，车队成员就齐聚一堂，手工为这些赛车打蜡。在接受采访时，克瑙斯住在价值近 300 万美元的豪宅里；他大部分的工作时间都花在开会和电子邮件上，并坦言自己已经多年没用过扳手了。所以给赛车打蜡完全不符合他的身份，但打蜡仪式是凝聚团队的重要时刻。它还说明了团队中的每个人，无论其地位与职责为何，都为他们赖以生存和成功的赛车倾注了心血。打完蜡后，他们拿出了由赞助商劳氏公司（Lowe's）制造的考伯特锤（Kobalt Hammer）的巨型泡沫复制品，在赛车装上拖车时，将其放到汽车的引擎盖上。"它标志着赛车一切就绪，已经准备好上赛道了。"克瑙斯说。

比赛结束，仪式却不会结束。如果约翰逊或亨德里克车队其他三名车手之一赢得了周日的比赛，第二天上午，一件大型带轮子的独立钟复制品会被推着绕公司园区一周。每位员工都可以轮流敲响它以庆祝胜利。

周日下午被安全带绑在驾驶位的约翰逊并不会过多考虑车队的幸运仪式。约翰逊在赢得一场大型比赛的几天后告诉我："我们开玩笑说，我们也不确定自己是否迷信，但我们选择宁可信其有，以防万一。"比如，约翰逊承认他一直都在留意地上正面向上的美分硬币，他喜欢捡起这些硬币，然后把它们粘在赛车的仪表板上。

约翰逊说："在我的职业生涯的不同时期，我都认为迷信可能有所帮助。这仅仅是一种思维方式。思维和大脑的力量是巨大的，现代医学才刚刚开始认识到积极态度的影响。"

单人仪式更有效还是群体仪式更有效

克瑙斯的一系列赛前活动带来了一个重要的问题。有些赛前仪式，例如修剪盆景树，他是独自完成的。这是单人的仪式。其他活动，像给赛车打蜡、敲钟，则是团队一起完成的。

那么对于参加集体任务的人来说，单人仪式更有效还是群体仪式更有效？

几年前，哈佛商学院教授迈克尔·诺顿和一些同事试着去回答了这个问题。首先，他们聚集了 221 人，并给他们分配了一项奇怪的任务。他们必须组成 2 至 4 人的小组绕着校园跑，并在指定地点完成小组自拍。任务时间为 45 分钟，若未在规定时间返回集合点，每迟到一分钟都会从他们的得分中扣掉几分。在最多指定地点拍照的团体将获得现金奖励。

但在开始这个自拍寻物游戏之前，其中一些小组必须做一件重要的事。他们被要求围成一个圈，并进行一系列有节奏的拍手和跺脚动作，然后将他们的手伸向中间，大声喊"出发"。这个流程他们重复了三次，每次都比上一次快一点。

其他小组不需要做这个仪式，但他们被要求花几分钟静默阅读一篇文章。

自拍寻物游戏结束时，结果表明，执行游戏前仪式的小组在几方面都表现得更好。平均看来，他们成功地在更多地点完成了自拍。他们超出 45 分钟时限的可能性不到一半。在一项游戏后调查中，比起静默阅读的小组，做拍手仪式的小组里，组员间更喜欢彼此。

在其他实验中，诺顿和他的同事让数百人参与创造性的小组任务，譬如集思广益思考他们可以为一件物品设计多少用途。在这些测试中，每个人都必须完成一个奇怪的仪式，包括掷骰子和有规律地挥动手臂。有些人独自一人坐在格子间里完成仪式，其他人则作为一个小组来完成。结果表明，以小组形式完成掷骰子和挥臂动作能增加团队创造力，并促使成员更加喜欢彼此。有趣的是，研究人员还注意到，以小组形式完成仪式的小组更有可能做实验要求之外的事情，比如为小组取名或安排结束后的小组午餐。

诺顿在普林斯顿大学获得了心理学博士学位，现在是哈佛大学市场营销系的教授。他在读完哈佛大学校长德鲁·福斯特（Drew Faust）2008 年的著作《这受难的国度：死亡与美国内战》后，首次对仪式产生了兴趣。这本书记载了美国如何应对在短短四年内失去 2% 人口的问题——超过 60 万人死于战场。战争改变了人们谈论和思考死亡，以及哀悼的方式。

诺顿说："人们对待死亡的方式中真正令我震惊的是各种仪式，特别是南方的着装仪式。"在当时的社会风俗中，送葬者将在一段时间内着黑色的衣服，之后是灰色的衣服，再之后则穿浅薰衣草色的衣服。这种着装颜色的变化过程有多种目的。它为哀悼者提供了一个路线图和时间表，用以引导自己的悲痛情绪，它还让与哀悼者接触的人能够直观地看到，那些饱受悲伤之苦的人在失去所爱之人后所处的情绪阶段。

这个体系似乎很有道理，但是作为一名心理学学生，诺顿开始自问，这样做在感情上到底有什么好处？仪式真的可以使人感觉更好吗？若是，它们是如何做到的以及为什么？它们只会影响我们的情绪吗？还是会通过影响我们的情绪，来影响我们执行任务的方式？诺顿翻阅了有关仪式的现有文献，其中许多是人类学家完成的。这些研究描述生动，大多和原始部落有关，但没有实验性的尝试，也没有试图证明或理解因果关系。接下来的几年中，他和一些同事意在填补这一空白。

除了有关团体仪式的论文之外，诺顿还与人合著了三篇有关仪式的研究论文。一篇研究了仪式对饮食的影响，其中要求研究对象在吃巧克力、胡萝卜和喝柠檬水前完成各种动作——精心包装、敲桌子、深呼吸、闭上眼睛。第二篇研究了仪式对破裂的人际关系、死亡以及财产损失的影响。研究发现仪式能够通过增强参与感提升人们的饮食体验。（这也就是餐厅在端上葡萄酒时要进行花哨的开瓶和品酒仪式的原因。）他们还发现仪式能够帮助人们在遭遇损失时感觉更好，虽然他们宣称自己不怎么相信仪式的作用。

诺顿还与哈佛同事艾莉森·伍德·布鲁克斯合作（本书第一章中介绍了布鲁克斯关于重新评估的研究），研究了仪式是如何影响任务前焦虑的。在对布鲁克斯学位论文中使用的方法论的重述中，他们让研究对象在研究人员面前用 Wii 卡拉 OK 演唱歌曲《一定要相信》（Don't Stop Believing）。然而，一半的研究对象事先被告知要进行的仪式。（要求："画一张表现你现在的感觉的画。在你的画上撒些盐。大声数到五。将你的画弄皱。把你的画丢进垃圾桶。"）完成仪式的歌手明显唱得更好，唱歌时的焦虑也有所减轻。在后续实验中，他们发现：执行仪式的歌手表现出了较少的焦虑体征（以心率衡量）；仪式还帮助人们在数学测试中做得更好；而且告诉研究对象他们正在进行"仪式"，相对于让他们做完全相同的动作却称其为"随机手势"，可以让研究对象表现更好。

诺顿解释道:"在这种情况下,仪式似乎可以减轻焦虑并帮助你做得更好一点。"实验提供了仪式可以提升表现的证据,但没有解释原因。 当诺顿对研究进行深入思考,特别是涉及焦虑的研究时,他专注于仪式的干扰因素。诺顿说:"也许仪式之所以行之有效,并不是因为它们充满魔力般地令人惊奇,而只是因为它们比我们通常所做的准备要好一些。"如果我们平常只会担心——这在重大任务前十分常见的行为,那么这一点就格外有理。

小组仪式扭转乾坤

根据工会规定,百老汇的演员,无须在演出开始 30 分钟之前到达剧院。尽管如此,出生于贝尔法斯特的女演员劳拉·唐奈里(Laura Donnelly)仍喜欢在帷幕拉开前几个小时出现。她需要时间甩掉曼哈顿街道的忙碌喧嚣。她会在剧院里放松地吃一顿外卖晚餐,然后脱下鞋子,穿上运动服,做瑜伽。她在后台跳来跑去,活动她的肌肉。接下来,她在去化妆室化妆、穿上戏服,冥想她当晚要扮演的角色之前,要进行一系列的声乐练习。

"我在任何演出前都用同一种方法热身。我有自己的例行流程。"唐奈里说。她因出演电视剧《古战场传奇》(*Outlander*)

和电影《瞒天计划》（*The Program*）等而广为人知。这套例行流程从她多年前在戏剧学校学会后，就没怎么变过。

但在 2014 年秋天，当唐奈里与休·杰克曼一起出演百老汇剧目《河》（*The River*）时，她被迫抛开了她传统的演出前例行流程，转而去做其他的事情。

在每场日场演出和晚间演出之前，导演要求剧中的三位演员、舞台经理以及一到两名重要的后台工作人员在剧院大厅围成一个圈。每晚，这个小组会商定一个新的类别。它有时涉及剧中的某些东西；更多时候是随机的某样东西，诸如某一种树的类型，某种性爱姿势或某个蓝色的卡通人物。然后，其中一名演员会拿起橄榄球，大声喊出一个适合该类别的词（例如，蓝爸爸!），然后将橄榄球直接扔给对面的人，接到球的人会喊出他的词（超人!），然后继续扔出橄榄球。在整个小组的每个人都接到并掷出过几次橄榄球后，他们会选择第二个类别，在继续投掷橄榄球的游戏的同时，开始喊出第二组单词并将一个网球互相扔。通常情况下，当剧组人员在大厅四周活动时，圆圈会解体，每次抛掷的时间会变得更长，从而给定位投掷目标造成压力。"这个过程变得越来越愚蠢。这就是游戏的魅力，"唐奈里说，"我们最后总会笑得前仰后合。"

经过 10 分钟左右的投掷球后，小组将重新围成一个圈，开始有节奏地鼓掌并讲一个连续的故事，每个人都要说出两个音节，下一个人则要接上这断断续续的故事情节。当剧目导演第一次告诉唐奈里，他希望她将抛球融入她的演出前例行流程中，取代她平时的一些个人流程时，据她回忆，她自己当时略微有些愠怒。她说："感觉像是我被剥夺了控制自己热身方式的能力，我当时感到这件事超出了我的舒适圈。"随着时间的流逝，她的观点发生了变化。她说："我开始意识到，这比我单独热身要有益得多。"唐奈里回忆了许多其他的戏剧作品，演员们都独自热身，她发现在帷幕拉开前，自己甚至没有时间跟同台对话的演员打声招呼。"小组仪式是重新建立联系的一种非常好的方法。它带给我们那种成为一个团队的感觉，以及彼此间的共事友情，真的很有用，"唐奈里说，"这是我将来非常想与任何一个团队继续做的事情。"

该剧目的导演伊恩·里克森（Ian Rickson）从未听说过迈克·诺顿或他在哈佛的研究，但在伦敦和纽约的剧院度过 20 余年的导演生涯后，他从骨子里知道小组仪式足以扭转乾坤。

"演员和运动员一样，他们需要尤塞恩·博尔特百米跑前同样的严格和关怀。他们需要自己的跑道来进入演出状态，"他说，"以我的经验，真正有职业精神且有趣的演员对于表演前的热身是非常讲究的。"尽管许多演员倾向于在表演前独自完成例行流程，但里克森经常鼓励他们创造新的仪式，并以小组形式进行。"不同的戏剧需要不同的跑道，而且我喜欢根据剧目和特定演员对其进行定制。"

像唐奈里一样，有些演员起初是拒绝的。最近，瑜伽和苹果手机上的自定义音乐播放列表已成为流行的后台标配。"表演前一个小时是演员自己的时间，这是规矩。演员可以说'我想做自己的事'，"里克森说，"但我很想参与其中，并且我热衷于创造一些建立关联性的仪式，在人们之间建立信任。"

尽管里克森以投入非凡的精力和创造力打造面向群体的演出前例行流程而闻名，后台仪式却是百老汇生活的一部分。其中一些纯粹是迷信，主要是为了创造或保持好运。演员和工作人员都知道在舞台附近的任何地方都不要吹口哨，不要提戏剧《麦克白》（总是含糊地称其为"那出苏格兰戏剧"）；这两种行为都被认为会带来厄运。

最周密的演出前仪式可以追溯到 20 世纪 50 年代，涉及一件被称为"吉卜赛长袍"的衣服。在一部百老汇新上演的音乐剧的开幕之夜，全体演员和工作人员在舞台上齐聚，一位来自最近开场的音乐剧的资深舞者，穿着百衲被般拼接而成的长袍抵达，每一位百老汇音乐剧人都在上面缝上了自己的一小块布料。在回顾完长袍的历史后，前一部百老汇戏剧的代表人将长袍披在今晚演出中最资深的合唱团成员的肩膀上。而这位新"吉卜赛人"将逆时针绕着全体演员走三圈，碰触自己经过的每一个人。解散后，"吉卜赛人"带着长袍，到每个表演者的化妆室进行简短拜访。

"当然，在百老汇长寿剧目中，某些仪式是一种路边上下车的体验，"担任舞台经理超过 30 年的迈克尔·帕萨罗（Michael Passaro）说，"穿过后台入口，拿起化妆室的钥匙，在通告板上签到，然后开始例行流程，做随便什么能帮助自己在演出前集中精力的事，他们就会表现得更好。"

2013 年版的诺拉·艾芙隆（Nora Ephron）的《幸运的家伙》中，汤姆·汉克斯首次在百老汇登台表演。汉克斯在每场演出前的半小时中，带着全体演员一起掀起了《纽约时报》所说的"小暴动"。当放飞一只氦气球时，演员们开始吹奏卡祖笛、口琴和鸭哨；当气球碰到屋顶天窗时，声音立刻停止。随着开幕时间的临近，演员们用滑稽的样子走路，一起说粗话。每晚的同一时间，汉克斯都会以最大音量播放琳达·朗丝黛（Linda Ronstadt）的歌曲《君非良人》（You're No Good）。汉克斯对《纽约时报》说："这是演出前必做的 57 件事后的又一件。"

回想他为《河》创造的热身例行流程，里克森提出了有关表演前仪式的关键问题："这些事真的有用吗？"他回答道："从导演的角度来看，它们确实有用。就像伟大的体育运动员或伟大的公众演说家一样，当你让橄榄球员、诗人、音乐家，或此例中的演员，以一种动态方式将自己全身心投入此地此时此刻，并与他们的同伴建立联系，就会发生一些特别的事情。"

评论家表示赞同。《纽约时报》的本·布兰特利在评论《河》时说，杰克曼"以自信之姿将自己的舞台演员生涯提升到全新高度"，里克森的执导"娴熟而谨慎"，该剧"保证能让您目不转睛"。

格拉德威尔的键盘

我最喜欢的有关迷信的研究之一是由莎莉·林克诺格（Sally Linkenauger）领导的团队完成的。研究人员召集了 41 名同等水平惯用右手的高尔夫球手，要求他们在人造草坪上从两米的距离尝试 10 次推杆进球。与本章描述的大多数实验一样，高尔夫球手被分为两组。当研究人员把用来击球的昂贵球杆交给球手时，一半的研究对象被告知球杆曾为美国职业高尔夫协会（PGA）著名球员本·柯蒂斯（Ben Curtis）所有，其他人则对球杆来源毫不知情。（研究人员在撒谎，球杆并不是柯蒂斯的。）在用球杆推球前，每位球手要先通过比画来估计高尔夫球洞的大小，再尝试 10 次推杆。

结果表明，认为自己用的是 PGA 球员用过的球杆的球手，对球洞大小的估计偏大了 9%（暗示击球进洞看起来更容易），成功击球进洞的概率比对照组高出 32%。

读完这份研究报告后，为了《哈佛商业评论》的"捍卫您的研究"版块，我采访了林克诺格。该版块主要由我们和学者就看上去违反常识的研究，展开的有些将信将疑的问答。这篇访谈的标题是《如果你认为泰格·伍兹用过你的球杆，你的高尔夫球技术会突飞猛进》。

在采访中，林克诺格将结果归因于"正向传染"。"这是人们看重签名的部分原因。有位名人碰过这张纸并在上面签了字的事实，让这张纸有种很亲近的感觉，就好像这个人给了你自己的一部分一样。"她说。名人之物价值不菲并非新闻，但该研究首次证明，名人留痕的某件物品可能真的能够助人提升表现。我问了一个简单的后续问题："如果我用马尔科姆·格拉德威尔的笔记本电脑写一篇文章，会明显地写得更好吗？"

林克诺格说，她的团队曾辩论过类似的问题，比如用爱因斯坦用过的钢笔，是否可以帮助某人在数学考试中取得更好的成绩。他们的研究显示这是有可能的，因为名人之物助人跃跃欲试，效仿名人取得成功。她总结说："如果它使你更加自信和有积极性，就能帮你表现得更好。"

当我准备写这本书时，我总会回到这个问题：如果我在马尔科姆·格拉德威尔的笔记本电脑上写这本书，结果会更好吗？

在格拉德威尔成为著名作家的许多年前，我和他曾在曼哈顿同一栋办公大楼的不同出版社担任记者。我们见过几次面。他的办公室有彭博终端机，而我的没有，所以我经常去他那里借用。

因此，我给格拉德威尔发了电子邮件，重新介绍了自己，并提出了一个请求：如果我寄给他一个全新的键盘，他能用它写三个月的文章，再把它还给我吗？我解释说，我希望能用他用过的键盘来写我的书，以验证正向传染是否真的有用。几个小时后，他回复说："哈哈。太好笑了。"他指定说要一个苹果的键盘，并给了我他的地址。

第二天，我给他寄了一个新的白色苹果键盘，还有一些三福记号笔和一张便签，鼓励他用笔在键盘上签字或者画画，总之留下记号表明他用过它。几个月后，我询问了一下情况。"是的！我在用它！"他回复说，"你要用的时候记得提醒我。"我让他再用一个月左右。一个月后，我迫不及待想要开始写作，就让他把键盘寄给我。没有收到回信。我又问了一次。还是没有回信。我再问了一次。

日子一天天过去。我开始担心格拉德威尔在骗我。也许他只是想要一个免费的键盘，从来没打算真的把它还给我。

一周后，我在收件箱看到了他的名字。"很抱歉，我没有保持联系！过去三周我一直在外旅行，完全没看电子邮件。我星期二回来，会尽快把键盘寄出的。我一直在用它，希望我已经转移了一些魔力到它身上！"几天后，键盘到了。格拉德威尔没用记号笔签名或做标记。所以除了电子邮件记录外，没有任何证据表明他确实用过它。一位看着我打开包装的同事说了一句风凉话："你觉得他在用这个键盘写下一本书，但如果他只是用它来做一些无聊的事，比如玩脸谱网呢？"

接下来的几个月中，我随身带着这个苹果键盘，只在写这本书时才用它。老实说，这很痛苦。在工作中，我一般会用一种特殊的人体工学键盘来防止重复性劳损；相比之下，格拉德威尔的标准键盘让我既陌生又不适。而往返邮递的损害也显现了出来：仅仅几个月后，一个按键就脱落了。

不过，我还是有些小小的激动，知道我的手指敲击的按键，也被写出过《异类》和《引爆点》的双手敲击过。它使我的信心增加了一点点吗？是的！书当然是我写的，而且我要抢在书评人前说出这句一下就会想到的话：是的，我知道，我绝对不是马尔科姆·格拉德威尔。

但是当我坐在那儿，用格拉德威尔的键盘打字时，我不禁想到，他一定也有为遣词造句搜肠刮肚，但仍坚持不懈的时候。在我丢掉了幸运的高仕考试钢笔的数十年后，我很高兴能拥有一个幸运的键盘，来为自己加油打气。我这样可能有点怪，但对我来说，这是有用的。

第三章　不要只是为吉佩赢一回

Psyched Up: How The Science Of Mental Preparation Can Help You Succeed

有感染力的动员讲话总是最有效的吗？

月末日的打气演说

2005 年，一位朋友邀请艾丽卡·加洛斯·阿利奥托（Erica Galos Alioto）参加了一家名叫 Yelp 的互联网初创公司的启动晚会。她需要出去玩一个晚上。阿利奥托是加州大学伯克利分校法学院的毕业生，曾在一家大型律师事务所工作，而那份工作非常乏味。"你能撑过这一天。"她每天早晨都会这么告诉自己，准备好应对这份令她无法忍受的工作。

当时 Yelp 刚刚推出了自己的网站，消费者可以在上面发表对商家的评论。阿利奥托热爱派对，那之后她自己也开始写 Yelp 评论。她写了很多评论，很快就有资格参加"精英"评论家才被邀请的派对。她用 Yelp 的次数越多，就越喜欢它。

2005 年末，她致电 Yelp，询问他们是否需要法律帮助。那时公司还不够大，不需要聘请内部律师，但他们确实需要一名销售人员。她有兴趣吗？

阿利奥托成为 Yelp 首批 15 名员工之一。

她在不断试错、给当地企业打电话以及催促他们在网站上投放付费广告中，学会了销售。谈成交易是一项挑战，因为接到她电话的人几乎都没有听说过 Yelp。但是健谈又精力充沛的阿利奥托很擅长她的新工作。不久，她升职为销售经理。之后她再次升职。然后又一次。

将近 10 年后，8 月的最后一个星期五，阿利奥托在一家位于曼哈顿的酒店的房间里醒来。她穿上一条闪得令人无法置信的、吸引眼球的亮片金色裤子——她只在"月末日"穿的幸运装。"月末日"是 Yelp 对"本月最后一天"的称呼。早餐后，她戴上耳机，听着体制崩溃乐队（System Of A Down）的《什锦杂炒！》（Chop Suey!）这首歌，前往 Yelp 的纽约办公室。

39 岁的阿利奥托是 Yelp 负责当地销售的高级副总裁。即将上午 9 点时，她会站在礼堂前，看看穿着夏季休闲装的 650 名销售代表。他们中大部分人都在 20 到 30 岁之间。他们只是阿利奥托手下 1750 名销售代表的一部分。阿利奥托的部门创造了 Yelp

80%以上的新增收入。

拿起麦克风，她的目标很简单：鼓励这些销售人员在本月会计关账前，尽可能多地卖出广告。

做一次鼓舞士气、激励人心、建立信心的演讲是销售主管的基本职责。诸如《拜金一族》（*Glengarry Glen Ross*）和《华尔街之狼》（*The Wolf of Wall Street*）之类的电影都对此进行了戏剧化演绎。这是阿利奥托为之努力付出以求完美的一项工作任务。

她开始说："我只想说了不起。首先，我们的团队能达到今天的规模非常了不起，几个月前我也站在这里，看来你们的人数正在以疯狂的速度上升。"实际上，该部门每个月都会增加90名新的销售人员。

她称赞团队目前已成为Yelp在8月份业绩最好的销售部门。她提到了其中销售成绩最好的员工的名字。

她讲了20分钟。演讲的核心是为当天设定具体目标，她阐述了自己的定义："成功等于心态加态度加才华。"她说，在场的每个人都有成功的才能，否则他们不可能通过Yelp的招聘选拔。因此，她给出的建议旨在让他们能够拥有正确的心态和态度。她讲了故事，问了问题。她让团队成员在便利贴上写下当天的目标，然后将其粘贴在电脑上。然后她提高音量，鞭策团队为月末日鼓足干劲，这一天 Yelp 通常能够拿下比往常多二至四倍的单子。

她说："月末日的精神并不在于它是每月最重要的一天，而在于我们应对这一天的方式。每当这天临近，我们就会充满了毅力和决心，让不可能变为可能……所有那些一整月都在拒绝我们的人，我们要让他们转变心意。"

掌声雷动。

"我们部门目前距离本月的目标还差 150 万美元……你们今天所做的一切，为达到目标而采取的一切行动，每次与企业主谈话，每次鼓励队友变得更好，每次赢得企业主的青睐，帮到的不仅是你们自己，还有你们的团队、你们的部门和这家公司。一切都是为了让 Yelp 实现它的企业愿景。"

"我们有行动计划。我们要做的就是立即执行，"她停顿了一下，"你们能做到吗？"掌声不算太响。她有些生气地再次问道："我们能做到吗？"掌声热烈起来。

销售代表们鱼贯而出，拿起电话。今天，每个人都会致电

70 位企业主，请他们购买 Yelp 的广告。每次拿下订单，他们都会在同事们的欢呼声中跑到房间最前面，敲响大锣。

百亿美元教练教你如何做动员讲话

本书中的大多数章节都是关于为自己加油鼓劲的。但是生活中总有那么一刻，我们不再重要，重要的是我们所领导的人。我们不能代替他们完成任务。我们可以教他们、鼓励他们、督促他们、说服他们，但结果掌握在他们手中。在最后时刻，我们能做的，只有一次动员讲话。

关于动员讲话有很多神话。体育题材和战争题材的电影对此大加赞誉数十载。现在，NFL 和 NBA 教练的赛前讲话会在电视上例行直播。管理层必须在每次产品发布或季度结束时发表令人振奋的演讲。

没有人真正学过如何做这种演讲，我们主要通过模仿和直觉来掌握。有些人天生就擅长，但很多人却并非如此。在硅谷尤其如此，许多公司的领导层是内向的年轻人，他们大部分时间都在对着电脑屏幕。所以多年来，在解决这个问题时，缺乏号召力的科技公司管理层都会给比尔·坎贝尔（Bill Campbell）教练打电话。

坎贝尔是在古老的钢铁小镇——宾夕法尼亚州的霍姆斯特德出生和长大的。坎贝尔在高中是橄榄球校队成员，他记得前往与主要竞争对手芒特莱巴嫩高中比赛的途中，教练让球队大巴绕道。大巴没有直接去赛场，而是在附近的豪华住宅区绕了一圈。"你们看到那些凯迪拉克了吗？"教练问，"你们的父辈造出了凯迪拉克用的钢。你们要让那些胆小鬼击败你们吗？"坎贝尔回想起自己走下大巴时是如此热血偾张，甚至想要勒死什么人。"那就是他们用的激励方式。我们是钢厂员工家的穷孩子，他们是住在山上的富孩子。我绝对不可能允许自己被他们打败，"坎贝尔说，"在我这辈子听到的所有动员讲话中，我永远不会忘记他的这句话。"

读完高中，坎贝尔去了哥伦比亚大学，并在那里担任橄榄球队队长。大学毕业后，他成了一名橄榄球教练，并在1974年到1979年担任了哥伦比亚大学校队的教练一职。此后，坎贝尔转而投身广告业，最终在麦金塔计算机面世之际，成为苹果公司的销售副总裁。

坎贝尔不懂技术和电脑，但是在苹果公司，懂这些的人数不胜数。相反，他精于一名前橄榄球教练所应有的那些技能：他能够发现和培养人才，组建团队并让每个人都做到最好。坎贝尔后来在多家公司担任高级职位，包括曾任财捷集团首席执行官。在硅谷的 30 多年里，被人人称为教练的坎贝尔，因擅长指导不善人际关系的年轻技术奇才而声名卓著。《财富》杂志上一篇令人难忘的简介称他为"亵渎宇宙的奥普拉[1]、尤达[2]和乔·帕特诺[3]的混合体"，他具有"不可思议的能力，激发人们对工作的热情"。他还有一个绰号："书呆子低语者"。坎贝尔后来与史蒂夫·乔布斯格外亲近，他总是在帕洛阿尔托的长时间散步中，为乔布斯提供咨询。

在职业生涯中，坎贝尔很少接受记者的公开采访。2016 年初，坎贝尔（享年 75 岁）离世前不久与我的对话，可能是他人生中最后一次接受采访。采访中，他讲述了最近是如何与一位不善言辞的科技公司首席执行官共事的。那家公司正在经历危机和内讧。坎贝尔要指导他向全公司发表一次重要演讲。首席执行官一度想要放弃，请坎贝尔替他演讲。"不，你是首席执行官，他们想要听你说，从你嘴里说出来的话。"坎贝尔说。

他让年轻的首席执行官谈谈他为什么要创办公司，说清楚他需要员工们做的事以及为什么。"他们想要听到你的心跳，他们想让你说出你的信念。他们想相信这些话是你的心里话，而

1　奥普拉，美国著名脱口秀主持人。
2　尤达，《星球大战》系列作品中的重要人物，绝地委员会大师，曾担任过绝地武士团最高大师。
3　美国大学生体育协会（NCAA）的传奇橄榄球教练。

不是从热门剧本里看来的。说你自己的想法。不必慷慨激昂，说出来就行了。"

一个周五下午，坎贝尔看着首席执行官站在公司餐厅里。"他表现得好得令人难以置信，"坎贝尔回忆说，"他发自内心地用自己的话演讲。他需要立场坚定：'这就是我们，这就是我们取得成功的方式。'"坎贝尔回想，员工们反响热烈，那次演讲成了公司扭转局面的重要时刻。

"书呆子低语者"又一次大获全胜。

《篮坛怪杰》讲述的奇迹

讲述圣母大学的小个子替补故事的电影《追梦赤子心》（*Rudy*）开场五分钟，一个小男孩在他的卧室里站着，留声机正在播放。在唱片的吱呀声中，传来了 20 世纪 20 年代任圣母大学队橄榄球教练的克努特·罗克尼的声音，再现了他的一次赛前讲话："我们要全力以赴，与他们贴身肉搏……别忘了小伙子们，今天我们要赢。战斗！战斗！战斗！"当教练大喊时，背过了这段话的年幼的鲁迪·鲁迪格也跟着喊，这是他后来与圣母大学队结下不解之缘的第一个信号。

安吉罗·皮佐（Angelo Pizzo）大约 10 岁的时候，有人给了他一张收录着罗克尼演讲的唱片。皮佐像鲁迪一样记住了里面的话。皮佐回忆说，在他长大的 20 世纪 50 年代的印第安纳州，1931 年在飞机失事中丧生的罗克尼仍然受到人们的尊敬。他说："克努特·罗克尼的演讲已成为我们的媒体文化和体育文化的一部分。"

安吉罗·皮佐正是《追梦赤子心》的编剧。他的编剧作品还有包括《篮坛怪杰》（Hoosiers）在内的其他体育电影。他写年轻的鲁迪背诵罗克尼的话的那个场景，其实写的是自己。在过去的 30 年中，对于教练在赛前关键时刻应该说什么，皮佐的作品影响了大众认知。

"到现在，我已经写了太多更衣室演讲的场面。"皮佐厌倦地说。他承认自己已经很难想出新的台词，让教练在赛前去说。61 岁的皮佐坐在他宽敞的书房中，里面有一张巨大的三角书桌，书桌是用印第安纳大学篮球馆的硬木地板制成的。从他位于印第安纳州布卢明顿的家向北走几公里就是印第安纳大学的篮球馆。"我不想自我重复，更衣室里的把戏能写的也就只有这么多。"

教练的赛前讲话会对球员表现产生巨大影响的想法并非源于罗克尼。传记作家雷·罗宾逊（Ray Robinson）指出，20 世纪初期，棒球总教练约翰·麦格劳（John McGraw）和康尼·麦克

（Connie Mack）都将赛前讲话视为一种强有力的手段。这种技能也不是与生俱来的：罗克尼年轻时，有严重的口吃，直到受过一位演说技巧教练的艰苦训练后，他才能在球员面前从容讲话。

然而，一旦克服了口吃的障碍，他就成了著名的演讲大师。赛前演讲常常需要演技。罗宾逊记述说，有时罗克尼会声泪俱下。至少有一个例子，在一个隔音效果很差的体育馆里，罗克尼什么都不说，还让他的球员偷听对方教练的动员讲话，对手在讲话中诋毁了圣母大学的好战爱尔兰人队，这让他们群情激愤。

罗克尼最广为人知的演讲是在 1928 年对阵西点军校橄榄球队的一场比赛中。中场休息时好战爱尔兰人队以 0∶6 的比分落后，罗克尼向球员们讲述了八年前发生在病床前的那一幕，当时好战爱尔兰人队明星球员乔治·吉佩（George Gipp）罹患肺炎，生命垂危。"我得走了，罗克，"罗克尼记得吉佩对他说，"没事的。我不害怕。如果日后球队陷入迷茫或者抗衡无力时，请告诉队员们，务必全力以赴，为了吉佩赢一回。我不知道那时我会在哪里，但我会知道的，我会很高兴的。"

好战爱尔兰人队重新振作，以 12∶6 的比分赢得比赛，而"为吉佩赢一回"的讲话则被记者和电影制作人传颂。罗纳德·里根在 1940 年的电影《克努特·罗克尼》（*Knute Rockne All*

American）中扮演吉佩。这个故事的真实性长久以来一直饱受争议。吉佩弥留之际罗克尼是否在场尚不得而知，而吉佩一生从未被人称为"the Gipper"。其他人则质疑这件事的时机。罗宾逊写道："关于这场非同寻常的告别，罗克尼从未吐露过一个字，直到八年后……这必定令人对其真实性产生怀疑。"

尽管如此，罗克尼赛前演讲的传奇，仍让发表具有感召力的动员讲话，成为教练的工作要求之一。

作为电影制作人，安吉罗·皮佐的作品便以此为基础。从南加州大学电影学院完成学业后，他于1976年进入电影公司工作。"我兴高采烈地投入剧本中，做了大量的笔记，把它拆成小段仔细分析，注意不断完善所有细节，"他说，"在动笔写剧本之前，我可能已经读了上千个剧本。"

31岁时，他写了第一个剧本，讲述了印第安纳州一个小镇篮球队在不被看好的情况下，获得州冠军的故事。剧本在好莱坞几经转手。最终，吉恩·哈克曼（Gene Hackman）同意参演，一家电影公司才决定制作。丹尼斯·霍珀（Dennis Hopper）和芭芭拉·赫尔希（Barbara Hershey）加入该片出演配角，皮佐的兄弟会好友大卫·安斯鲍夫（David Anspaugh）执导，皮佐担任制片人。他们花了40天在寂静的印第安纳州小镇拍摄

《篮坛怪杰》。正如盖尔·L.约翰逊（Gayle L. Johnson）在《〈篮坛怪杰〉幕后制作》中讲述的，片中大多数篮球队员并非演员出演，因为他们不认为能教会演员运球和投篮。该片获得了两项奥斯卡提名，但皮佐为了在电视上观看印第安纳大学争夺美国大学生体育协会（NCAA）篮球赛冠军，没有出席奥斯卡颁奖典礼。

30多年过去，这部电影仍然有旺盛的生命力。当我向领导者询问动员讲话这一话题时，各行各业的人，不仅是体育教练，而且还有军官和高级管理人员，都提到了《篮坛怪杰》的巨大影响力。比尔·坎贝尔告诉我，他每年至少看一次这部电影。

但是，当你仔细观察分析《篮坛怪杰》里的更衣室讲话时，你会发现，它们其实与积极性、斗志和干劲无关。

在电影中，哈克曼扮演的角色诺曼·戴尔（Norman Dale）教练，在赛前发表了三场截然不同的演说，每一场都独一无二。

第一场发生在影片第25分钟，球队进行第一场比赛之前，一个阴暗肮脏的地下室更衣室里。讲话全部是关于战术的：每次投篮前要传四次球。在牧师带领他们祈祷之前，哈克曼神情紧张地告诉球队。他没有说任何鼓舞士气的话。

第二场发生在州冠军赛的半决赛期间。他没有刻意提升球队士气，而是让他们抛开可能会感受到的情绪，记住使他们走到这一步的基本篮球战术。"忘掉观众、学校的规模、对手阔气的球服，记住让你们来到这里的原因，"戴尔说，"关注我们重复过无数遍的基础技战术。最重要的是，别去想比赛的胜负。如果你们将精力和注意力集中在发挥自身潜能上，放在超越自我上，我不在乎比赛结束时记分牌上的数字。我们会成为赢家。好吗？"

这场演说与斯坦福大学心理学家卡罗尔·德韦克的研究不谋而合。德韦克发现专注于投入（例如努力）而不是产出（例如成功或失败），会使人们进入"成长型思维方式"，从而帮助他们表现得更好并随着时间的推移不断进步。

戴尔教练的第三场演讲发生在替补席，距离决赛结束还剩19秒。教练讲了一个战术，明星球员吉米·奇特伍德（Jimmy Chitwood）虚晃一枪，而另一名球员完成最后一投。球员们沉默着表示抗议，所以教练终于妥协，指示吉米完成绝杀。这一幕要传达的信息很明确：教练不再能统领全队，因为球队已经获得了自我激励与自我管理的能力。

皮佐坐在他的书房中，这样描述《篮坛怪杰》中动员讲话的顺序："这是经典的亚里士多德三幕式结构。莎士比亚用过。在最后一幕的关键时刻，有一位主角看到了戴尔视而不见的东西。'我曾视而不见，但现在我看见了。'……我一直想让戴尔放手，不再掌管一切。就是最后一幕。他意识到他们是一个团队。"

《篮坛怪杰》中的赛前讲话可能会让观众受到激励。实际上，迈克尔·菲尔普斯在参加奥运会比赛的前一晚看了这部电影。但是请仔细听，赛前讲话并不只是"为吉佩赢一回"那么简单。是的，赛前讲话是为了调动球员的情绪，但同时也要关注比赛的制胜战术和球队获胜所需的细节。

也许比尔·坎贝尔教练只对了一半。发自内心的讲话很棒，但是传达信息和策略本身也很重要。

战前讲话的 23 个变量

早在篮球发明前数百年，在千禧一代辛勤工作向比萨店出售在线广告很久之前，首领们就在战斗前向士兵们做鼓舞士气的演说。

1991 年，基思·耶林（Keith Yellin）是威斯康星大学的一名博士生，他正在写关于"战前动员"的学位论文。"战前动员"是他用来指代战斗前鼓舞士气演说的术语。像所有作家一样，耶林也经常拖延。但是在拖延的史册中，耶林这样的人也难得一见。

在他进行研究时，第一次海湾战争爆发了。耶林开始观看美国有线电视新闻网对战争的报道。他认为有些亲身经历有助于他的研究，而他也难掩爱国之心。因此，他搁置了学位论文，并加入了美国海军陆战队。

等耶林完成了在候补军官学校的学习，海湾战争已经结束了。耶林最终晋升为上尉，但在服役期间，他并未见过多少战前动员。"你听说的那些历史上的战前动员方式，和现代战争的实际情况，存在显著差别，"他说，"直到美国独立战争前，古代战争通常都是非常正式的，对垒两军会在彼此视线范围内各自排成一排，这为高级军官在战斗前提供了绝佳机会，可以转向己方军队说'好，就是这样，小伙子们'。你可能有五分钟甚至 50 分钟的时间来鼓舞军队士气。但随着战争的逐渐演变，战争范围变得很广，战争谋略愈加狡猾，战争速度变得非常快……根据我在海军陆战队的经验，你得到的仅有的战前动员，是对敌行动开始后，统帅发布的备忘录。"

耶林退役后，他完成了学位论文，即《战前动员：战斗将领的言辞》。其中，他分析了古希腊人和古罗马人以及莎士比亚戏剧中的战前讲话。他指出，亨利五世"再向突破口发起一次攻击"的演说，与乔治·巴顿将军在诺曼底登陆前向第三集团军发表的演说，正是战前动员的最佳范例。

他写道，战争速度和形式的变化只是战前动员减少的原因之一。另一个重要因素是，当今的军队已经专业化，主要由自愿入伍的职业军人组成。这与第二次世界大战的情况形成鲜明对比，当时的军队主要由非常年轻的"公民战士"组成，其中一些是被征召入伍的。一般而言，年轻、经验不足的人需要更多的外部激励，而且能从鼓舞士气的战前动员中收益更多，至少一开始是这样。而自愿从军、战斗经验丰富的人则被认为更善于内在激励或自我激励。他们需要较少的鼓舞和更多的信息。

耶林的研究中最有用的部分也许是其中的一张图表。他列出了在他研究的战前动员中，指挥官们使用的 23 个"常见话题"。有些话题局限在战争上，对想要鼓舞销售团队的人来说无所助益。像"虽死犹荣"和"捍卫祖国"这样的主题，大概无法激励你的销售团队。但有些话题对在任何背景下讲话以鼓舞士气的领导者，都是有用的。"全体就绪"说的是团队对战斗准备得如何。"声誉"着眼于人的行为如何影响自己将来的地位。"奖励"突出了因胜利受到的嘉奖以及连带利益。通过"力量对比"，领导者可以阐明自己团队的优势与另一团队的劣势。

了解 23 个变量并非易事，因此一线指挥官会去寻找更简单的公式，也就不足为奇了。

38 岁的老兵斯坦利·麦克里斯特尔（Stanley McChrystal）

是一位退役的四星上将。从 2003 年到 2008 年，他一直担任美军联合特种作战司令部司令，后接任驻阿富汗美军最高指挥官。他在《滚石》上发表了对奥巴马政府官员的过激评论后，于 2010 年退役。在领导联合特种作战司令部时，麦克里斯特尔指挥海豹突击队、游骑兵和三角洲特种部队经历了反恐战争中最激烈的一部分战斗，令他拥有了大量面对危险局势时动员部队的经验。

但是，他也赞同耶林对鼓舞士气的讲话的观点。现代战争已经使调动情绪式的动员讲话，变得远没有过去那么重要。

"如果你在最近一场战争中，与三角洲特种部队、游骑兵或海豹突击队一起执行任务，就知道我们每晚都在战斗，"麦克里斯特尔对我说，"有时候，如果情报成熟，他们一个晚上可能会接连进行三次突袭。情况已大为不同。现在的情形并不是让自己准备好参加重要比赛，比如像超级碗，因为你每天晚上都有比赛。一切发生得太快，都是程式化的工作。因此并没有余裕的时间来做那种心理准备，而是应该认为积极性与生俱来。"

最后一句话值得重复：而是应该认为积极性与生俱来。因此，特种部队的大多数战前讨论都是战略性的，着眼于任务计划。

麦克里斯特尔不忘告诫，职业生涯早期，他带领的是一群更年轻的更缺乏经验的士兵。有时他会在讲话最后，说几句侧重于情绪和激励，而不是策略的话。他说："最后 30 分钟左右，更重要的是建立信心和相互托付的信念。"但在大多数情况下，麦克里斯特尔的战前动员不是发自内心地说"为吉佩赢一回"，而更多地侧重于手头任务的细节，橄榄球教练称之为"进攻和防守"，而首席执行官则称之为公司战略。

当麦克里斯特尔做这些讲话时，他会遵循一个简单易学的五步法：下面是我要你做的事；这是为什么要这么做；我觉得你能做到的理由如下；回想一下你们以前一起完成的任务；现在开始执行任务吧。

五步法中也有激励干劲的内容，但重点在第一步，即士兵执行任务的确切内容。

为了证明以策略为中心的方法已成为战前动员的主流，过去 50 年来最著名的美军军事行动之一——"海王星之矛"的战前动员值得研究一番。在该行动中，23 名海豹突击队成员飞抵巴基斯坦，成功猎杀乌萨马·本·拉登。

2011 年行动开始前，军事指挥官到底说了什么，尚缺乏共识。在《君子》杂志对猎杀本·拉登的海豹突击队成员的简介中，记者菲尔·布朗斯坦报道，在执行任务之前，接替麦克里斯特尔出任联合特种作战司令部司令的时任海军上将威廉·麦克雷文（William McRaven）发表了"精彩演讲"，其中提到了《篮坛怪杰》。但是其他报道对此表示怀疑。在《艰难一日》中，前海豹突击队成员化名"马克·欧文"撰文称，麦克雷文最后的讲话完全是战略性的，并未给人留下印象。

为了弄清这个问题，我要求对麦克雷文、布朗斯坦和"欧文"进行采访；三人或拒绝或未回应。但是，当时在阿富汗出席了最终行动作战指示传达会的一名军官做了解释：事实上这两个故事的说法都是对的，讲话中确实提到了《篮坛怪杰》。

这位军官说："他提到了吉恩·哈克曼将球员带入大体育场争夺州冠军的场景。"根据他的说法，麦克雷文提到了戴尔教练如何让一名球员测量罚球线到篮筐的距离（"15 英尺"）以及篮筐距离地板的高度（"10 英尺"），证明大体育场的球场与学校体育馆的球场是一样的。该消息人士说："他继续告诉小队成员，这次任务与他们之前完成的其他任务没有任何区别，我们应该用平常心对待它。"这并不是一次调动情绪的讲话，甚至是在敦促海豹突击队成员冷静下来，保持平常的高效作风。

这种方法似乎行得通。在乘直升机飞往本·拉登所在地的一个半小时中，大多数海豹突击队成员都非常放松，竟然睡着了。

何种动员讲话类型更有效

并非只有海豹突击队倾向于避免经典的调动情绪的动员讲话。许多声名显赫的现代体育教练都认为，更衣室讲话是一种电影创作，而非现实世界中的手段。

作家大卫·哈伯斯塔姆（David Halberstam）是如此描述新英格兰爱国者队教练比尔·贝利奇克（Bill Belichick）的，后者极少在更衣室里发表充满激情的演讲："他受自己的聪明才智和对职业橄榄球教练面临的头脑挑战的热情驱使……在从情感上打动球员并由此挑战他们去做更多这方面，他远逊于导师比尔·帕塞尔斯（Bill Parcells）。这对他来说从来都不是与生俱来的；他不是那样的人。此外，他还认为这是条错误的道路，因为效果是短期的，而且到最后，你只能频繁地去调动同样的情绪，导致这一着完全失效。"

11次NBA总冠军教练菲尔·杰克逊是这样描述20世纪70年代他效力于纽约尼克斯队时的经验的："当时，大多数教练都赞成克努特·罗克尼的心理训练理论。他们会用'为吉佩赢一回'式的演讲来激励球员迎接比赛。如果你是一名后卫，这种方法可能会奏效。但是我代表尼克斯队出战时发现，当精神上过于兴奋时，反而会对我在压力下保持专注的能力产生负面影响。因此，作为教练，我做了相反的事。我并不让球员情绪高涨，而是制定了许多策略来帮助他们保持头脑清醒，让他们沉着冷静、心中有数地进入比赛。"

没有太多的学术研究试图验证，有感染力的动员讲话与信息丰富的、策略性的动员讲话，哪个更有效。但是，我们对赛前讲话力量的许多认知，都来自一名曾是足球运动员的名叫蒂法尼·瓦尔加斯（Tiffanye Vargas）的学者。

瓦尔加斯在得克萨斯州埃尔帕索长大，曾在一支竞技足球队效力。在常规赛期间，她的球队经常轻松获胜，但她们在季后赛中会遇到更棘手的对手。因此，在重要比赛前，她的教练会用称赞另一支球队的方式来试图激励她们。

教练本是好意。也许她认为强调另一支球队的实力，能使她的球员更好地应对困难局面。无论出于何意，该方法适得其反。瓦尔加斯回忆说："我们听到的都是'另一支球队很棒'。多数时候，这只会让我们胆怯。我们输掉了不该输的比赛。"

回顾过去，对她曾经的教练的赛前讲话，瓦尔加斯一言以蔽之："我认为她毫无头绪。"

瓦尔加斯开始在得克萨斯大学学习心理学时，她着手寻找相关学术研究，想要知道哪种类型的动员讲话真正有效。她所获寥寥。故而，此后10年，在密歇根州立大学攻读运动心理学博士学位的同时，她着手进行这项研究。

她总共发表了六项研究。有些研究结果前后不一致且看似相互矛盾，部分原因是研究方法的不同。例如，在实验室实验中，她为90名足球运动员播放了三种不同版本的录音赛前讲话中的一种，试图确定以战术为重点、信息丰富的赛前讲话，以及情感上有说服力的赛前讲话，哪种能提高团队效能。在此实验中，情感方式令球员更加自信和乐观。在现场实验中，她对10支球队中的151名刚听完自己教练的真实赛前讲话的足球运动员进行了问卷调查。与第一篇论文相反，这次，听到信息丰富的讲话的球员表示自我效能更高。

尽管存在不一致之处，但瓦尔加斯研究中的某些发现仍然有用。比如，在一项研究中，她发现90%的球员喜欢听教练的赛前讲话，65%的人说讲话影响了他们的比赛表现，而且当球员有所不满或被要求评论教练的赛前讲话时，最一致的请求是让教练更具感染力一些。但是，女性运动员通常偏好有更多信息的演讲。在不同的运动项目中，如果面对未知的对手或曾以微弱差距惜败于对方的球队，运动员更喜欢信息丰富的赛前讲话；如果他们处于劣势或面临决赛，则运动员更喜欢有感染力的赛前讲话。

瓦尔加斯现就职于加利福尼亚州立大学长滩分校。她想找到一种方法来测量好的赛前演讲产生效果的持续时间：它是否仅在比赛开始的数分钟内帮助运动员表现更好？还是说，它的作用能持续更长时间？她还想研究在一个赛季中，教练的赛前演讲是如何演变的。

实际上，加州大学伯克利分校的心理学教授巴里·斯托（Barry Staw）跟踪记录了整个赛季的教练赛前讲话。斯托是个篮球疯子：69岁时，他仍然会打全场临时组队的比赛。20世纪90年代中期，斯托和一名研究生决定研究高中篮球比赛的中场讲话。他们总共选定了23名教练，收录了他们在321场比赛中的讲话。"各式各样的讲话都有，很多言辞非常激烈。"斯托说，他还讲述了以前在家做晚餐时，经常播放这些讲话，直到妻子觉得太不堪入耳，禁止他再这么做的故事。

斯托让编码员对每个演讲中包含的19种不同情绪的强烈程度进行评分。研究人员结合这些数字得出一个分数，反映了教练在中场演讲中的"不愉快"程度。然后他们察看了每支球队的胜负记录，每场比赛中对手是谁，中场休息时的得分以及最终得分。

主要研究结论是：教练给出令人不快的、愤怒的中场讲话时，球队在下半场表现更好。

这里有两个限定词。首先，如果教练超出寻常地非常生气，愤怒的中场讲话会更有效。其次，效果是曲线的，这意味着上升的斜坡最终会下降。更加愤怒并不直接等于更好的表现。"当教练们开始高声喊，说脏话，砸奖杯和扔椅子时，确实会产生负面效果。"与斯托合作的多伦多大学教授凯蒂·德塞勒斯（Katy DeCelles）说。

距离录制中场讲话 20 年后，斯托回想起了其中一些讲话。"有一个特别令人鼓舞。它比《篮坛怪杰》更好，"他说，"结果那位教练后来继续到大学联赛执教了，而且我还了解到他曾是神职人员。"其他讲话则没有那么令人振奋。它们令人厌恶，甚至令人恐惧。斯托说，"有许多讲话令人不寒而栗"。斯托想起一位女教练的讲话让他深感不安。

斯托听到传闻，商界中有人支持他的"愤怒的动员讲话效果更好"的理论。"也许适用于史蒂夫·乔布斯，"他想起媒体对苹果创始人臭名昭著的暴脾气的报道时说，"你可以说，产品开发团队就像篮球队一样，乔布斯的勃然大怒确实有特殊的激励作用。"尽管如此，他仍然认为，如果教练的讲话总是很愤怒，那么讲话就会失去作用。"激发情绪在试图获取最佳表现时有其职责，但是你只有一定数量的子弹，就必须适当地进行分配。"他说。

斯托和瓦尔加斯的发现都表明，在动员讲话中表现出情绪并激发听者情感的领导者，可以有效地提升团队的表现。但是瓦尔加斯的研究结果显示，很多听者想要的不仅是情绪。在许多情况下，信息丰富的动员讲话可能会更有效。

想要将这两种方法结合起来，可能会令动员讲话变得冗长。瓦尔加斯认为这是个坏主意，在她看来，最好的动员讲话应该简短精练。"让你的运动员想起自己的优势，"她说，"不要用新的内容给他们造成负担。这个时候应该提醒他们，你在这一周中强调过的关键概念，给他们以刺激。让他们知道你对他们有信心。让他们知道他们有能力赢。"

领导者讲话的三种言辞类型

当艾丽卡·加洛斯·阿利奥托在 Yelp 管理较小的销售团队时，她并不依靠正式的动员讲话，而是通过组织团建训练，使每个人都激情饱满地进行销售。他们会坐在桌旁，像击鼓一样敲桌子。她最喜欢的训练，是让销售代表站成一圈，轮流表演自己设计的愚蠢的功夫动作。这是她从即兴课堂中学到的一个技巧。

"即兴表演时，你会先热身，这样登台后就不会感到紧张或焦虑，"她说，"很多销售代表对于拨打销售电话都会感到很焦虑，我们更好地帮他们热身，他们就会做得更好。"

一旦团队达到一定规模，她就不可能再如此互动了。起初她尝试以要点为框架讲话，但结果并不理想。因此，她接受了一整天的公开演讲培训。现在，她会写好稿子并不断练习，直到能掌握主旨，然后脱稿演讲。

为了8月对纽约办公室做的月末日动员讲话，她提前三周便开始准备，拟好讲稿并独自排练。然后，在演讲前一天，她请来两位资深同事点评她的演讲。"我非常明确地告诉他们，我不想只听敷衍的赞美，我希望他们就可以改进之处提出详细反馈。"她说。他们告诉她，她塞进去的内容太多了，所以她删掉两个段落并进行了精简。而且她又练习了几次。

尽管阿利奥托看上去很有在人群前演讲的天赋，但事实并非如此。她会紧张。在大型演讲前，她会使用在培训中学到的一项技巧。她独自走进一个房间，精力充沛地跳来跳去，放声大喊：

"你们会为我要说的事而兴奋不已！一定会很棒的！我会让你们大吃一惊。"她不好意思地描述道："真是太难为情了……但是我已经掌握了摆脱焦虑的窍门。"

她大部分的销售演讲都使用一种简单的格式。这是斯坦利·麦克里斯特尔对其士兵使用的五步法的变体。她首先会感谢团队的辛勤工作，并点名表扬那些表现突出的人。她强调说，如果一名 Yelp 销售人员可以完成惊人的销量，那么所有销售代表都可以，毕竟他们拥有相似的技能，受过相似的培训。然后，她会提供有关基本信息概念的见解——经常谈到摆正心态、设定目标，或拥有行动的决心。"我会试着从听众那里得到一些反馈，然后进行概括。"她的概括并不仅是总结，还是使团队斗志昂扬的响亮口号。

她曾尝试过愤怒的动员讲话，但这并不适合她。（她引用相关研究以说明女性不擅长将愤怒作为一种激励工具。）她放弃了愤怒的语气，不仅因为其无效性，更是由于她对为什么销售人员不成功有着不断加深的理解。她过去常常将失败的原因归为懒惰或参与不够，这些自然会激怒她的情况。后来，她发现结果不佳更多是焦虑、缺乏信心或活力，抑或自我怀疑造成的。她没有批评责备，而是与之共情——"我们都曾经历过"——并提供信息工具来帮助他们。

关于管理方面的动员讲话的学术研究极少，但是现有的研究与阿利奥托的方法不谋而合。这项研究描述了一个名为"激励语言理论"的概念，提出领导者的动员讲话会使用三种类型的言辞。

第一种是指明方向型或称为"减少不确定性的语言"——提供如何完成手头任务的有用信息。艾丽卡·加洛斯·阿利奥托描述销售代表如何减少消极的自我暗示时，她就在减少人们对自身工作方式感到的不确定性。这种沟通方式侧重于手头任务的内容或其完成方式。

第二种是"构建意义的语言"——说明为什么这项任务很重要。当教练或管理者强调团队、家庭或组织传统的重要性时，他们就在进行意义的构建。

第三种是"共情的语言"——表现出对任务执行者作为独立个体和人的关心。赞美、鼓励和感谢都属于这一类型。

激励语言理论领域的许多研究是由得州农工大学的杰奎琳（Jacqueline）和米尔顿·梅菲尔德（Milton Mayfield）进行的。杰奎琳在电子邮件中说："激励语言理论为了解领导者如何通过沟通激励鼓舞人们实现预期的组织目标以及自身目标，提供了一个框架。"

这是一个概念性理论，没有简明易行的方法来科学地证实或验证其真实性。但在 1998 年一项对大学电话簿广告的销售人员的研究中，研究人员西奥多·佐恩（Theodore Zorn）和莎拉·鲁乔（Sarah Ruccio）发现，现实生活中的结果或多或少与理论模型相吻合。根据对销售代表和销售经理的访谈，他们发现销售代表最重视三方面的沟通：建立取得成功的模型（听起来很像指明方向型）、对个体的关注（共情交流）和显露活力。

在 Yelp 纽约办公室，销售人员回到办公桌前，并不意味着阿利奥托的动员讲话已经结束。在正式发言中，她要求每个销售人员在便利贴上写下当天的目标，而且她也写下了自己的目标：与至少 100 名 Yelp 销售人员进行单独交谈。演讲结束后，阿利奥托拿起一杯豆奶拿铁，开始与她的团队进行一对一交谈。

看过 12 个左右这样的对话后，令我惊讶的是这些对话对信息和策略的关注程度。她与一位代表谈到如何更有力地推动摇摆不定的客户完成订单。对一名要致电汽车维修商的销售人员，她谈到了这类客户的具体情况：由于维修商高度依赖于客户推荐，因此 Yelp 能为他们带来的业务比餐厅要多。她说："我喜欢维修商，他们的投资回报率很容易解释。"

当阿利奥托徘徊在销售办公室时，上方的音响播放着音乐，随着销售人员每次敲响大锣，噪声水平会定期飙升。下午 2 点，又被称为"强力一小时"，Yelp 的员工会冲到茶水间，争抢免费供应的红牛饮料，以驱散午餐后的困倦。

到一天结束时，阿利奥托至少与 100 位销售代表进行了交谈。这一天团队的业绩很好：他们卖出了 145 万美元的新广告，完成了指标，但比该月的最高目标仍低了 5 万美元。许多销售代表都达到了"最佳月"，这是 Yelp 对"从业以来业绩最好的月份"的简称。

很难说清这些成绩有多少是受阿利奥托的早间讲话或随后的一对一动员讲话的影响。无论如何，这位销售负责人觉得这一天很成功。"我的演讲称不上富有开创性，但能帮助他们以不同的方式思考自己所处的位置和拥有的能力，"她说，"我们每个人都有可能一时迷惑，为自己设限。我想要让每个人都明白，他们有能力掌控自己的一天。"

它可能缺乏"为吉佩赢一回"的诗意与影视魅力。但是，通过精确计算的信息和情感的配比，Yelp 销售团队同样对月末日充满激情。（红牛大概也有所贡献。）在高科技公司办公室抛光的水泥地板和裸露的天花板横梁间，这可以算作胜利了。

第四章　创建一个执行任务音乐播放列表

Psyched Up: How The Science Of Mental Preparation Can Help You Succeed

让你充满活力并全神贯注的最佳歌曲是什么？

恰如其分的赛场音乐

T. J. 康纳利（T. J. Connelly）不是一个运动型的孩子。在南波士顿长大的他，参加了学校的戏剧演出。他试过打鼓、吹单簧管和弹奏低音吉他，不过水平都不值一提。到 20 世纪 90 年代初，康纳利读高中时，他成了一名真音乐迷，青睐像内阁乐队这样的乐队。有些同学的运动能力让女孩们印象深刻，而康纳利另有绝招：如果他喜欢一个女孩，他会为她做一盘混音带。

康纳利还喜欢电脑。1995 年从高中毕业时，互联网刚开始蓬勃发展，因此康纳利没有读大学，而是成了一名程序员。有几年时间，钱非常好挣。然而之后，泡沫破灭了。为了维持生计，他找了份大学酒吧的保镖工作。在那里，他花了很长时间照看舞池，他发现自己一直非常关注现场的 DJ。"他可以免费喝酒，所有女孩都在跟他说话，而且他在播放非常响的音乐，"康纳利说，

"我当时想，那比我的工作好多了"。因此，他决定成为一名 DJ。

他曾在一些婚礼上打碟，但他主要在波士顿北端一个有 200 个座位的即兴剧院工作。不同于在夜店或在婚礼上播放音乐，DJ 有足够的时间来安排合适的歌曲顺序，为即兴演出打碟的经历让康纳利反应迅速并积累了丰富的音乐知识。"关键在于能够将现场自行发生的事与随机的音乐联系起来。"他说。例如，如果舞台上的演员即兴表演了一个驾驶汽车的场景，那么康纳利可能会迅速播放披头士乐队的《开我的车》（Drive My Car）或汽车乐队（The Cars）的《驾驶》（Drive）的片段。为了做好准备，他会花数小时"碰撞"，即抓取一首歌（通常是合唱部分）的完美的几秒，以便当他按下播放键后，听众能听到恰如其分的歌词。在接下来的几年中，康纳利为数百个夜晚的即兴演出打碟。

这个时候正值 21 世纪初，康纳利在芬威公园球场（Fenway Park）观看了波士顿红袜队的比赛。他注意到了喇叭里播放的音乐。他四处询问，发现芬威公园球场有自己的 DJ。"多酷的工作啊。"他当时想。因此，他给红袜队写了一封信，详细介绍了他作为 DJ 的经历。他没有得到任何答复，但是第二年春天，他又寄了一封信。寄信变成了每年的固定仪式。之后，2005 年，在他把信寄出前，红袜队给他打了电话。他们希望他能成为候补 DJ。他去看了一场比赛，坐在观众席上，在第四局，当时的 DJ

让他接管打碟。康纳利觉得很自如：除了芬威有 33000 个座位外，这与为有 200 个座位的剧院打碟没有太大不同。一个月后，康纳利接到消息，他成了红袜队的候补 DJ。他得保持电话畅通，以备常驻 DJ 突然请病假。2008 年，他成为正式 DJ；到 2015 年，他已经作为芬威公园球场的音乐总监，参加过超过 500 场比赛了。

这项工作需要在四种不同情形下播放音乐。比赛开始前几个小时，他会选择红袜队球手在击球练习中听的音乐，根据每个球手的音乐喜好来调整他的歌曲选择。在比赛中，他会播放每位球手的"登场"音乐，即在球手接近本垒准备击球时，播放几秒钟这首歌的片段。大多数球手会选择自己喜欢的歌曲，但康纳利有时会做出推荐，或是酌情选择歌曲的恰当片段。每局比赛的间隙，当芬威的风琴手不演奏时，康纳利会播放歌曲来保持观众的热情。在球手贡献精彩表现后，他会迅速播放"情景式"音乐片段，以庆祝本垒打或成功的防守。如果红袜队完成逆双杀，他会立刻调出罗伯·贝斯（Rob Base）和 E-Z·洛克（DJ E-Z Rock）的作品《双人成行》（It Takes Two）。如果对方投手投出一记暴投，康纳利可能会用几小节的《狂野之物》（Wild Thing）来嘲弄他。

现年（2017 年）37 岁的康纳利是如此描述自己在比赛中的

角色的："能量来自场上的球手，然后传递到观众中，我的工作是成为他们之间的放大器……如果比赛中有好事发生，你要把它放大。如果发生了不利情况，就要尝试摆脱它。基本上，就像制作混音带一样。你拿来情绪高昂的歌和情绪低沉的歌，然后尝试营造一种感觉，让里面没有任何不和谐的部分。一切只关乎氛围。"

众所周知，康纳利非常擅长他的工作，以至在 2013 年，新英格兰爱国者橄榄球队的一位高管问道："为什么我们的音乐不能更像芬威公园球场的音乐一些？"所以爱国者队聘请康纳利担任特别顾问。他观看了几场比赛，并写了一份备忘录。他的主要意见是：播放更多类型的歌曲。之后，爱国者队请康纳利为 2013 年 11 月 24 日的单场比赛做 DJ。

对手是丹佛野马队，比赛在《橄榄球之夜》(*Sunday Night Football*) 节目上进行了电视转播。爱国者队在前三次控球中失误了。在上半场还剩两分钟的时候，爱国者队以 0：24 的比分落后。观众席一片死寂。

从 DJ 位向外望，康纳利对制作人员说："我们得让这些人跳起舞来。"制作人嘲笑他：在恶劣的天气中，以及主场球迷给自家球队喝倒彩的情况下，这根本不可能。康纳利微笑了一下，调出蠢朋克乐队（Daft Punk）的《幸运》（Get Lucky），然后调高音量。"哦，是那首歌。"康纳利可以看到认可的浪潮在看台上荡漾。人们站起来。很多人开始跟着唱。有些人跳起舞。"真是完美。"康纳利说，像他往常回想起自己放了完美的歌时那样微笑起来。中场休息后，随着康纳利播放一首首让人们保持亢奋的歌，爱国者队开始了史诗般的逆转，最终以加时赛中的一记三分球获胜。比赛几天后，爱国者队的一名高管找到康纳利："或许你想再回来？"

2014 年，康纳利成为爱国者队的终身 DJ，同时还保留了在芬威公园球场的工作。几个月后，爱国者队取得了"汤姆·布雷迪（Tom Brady）- 比尔·贝利奇克"时代的第四个超级碗冠军。没有依据证明康纳利的音乐选择与球队在该赛季的成功有任何关系，但音乐是制造观众声浪和支撑为队伍带来主场优势的环境的关键因素。如同任何经历过恰到好处的歌在正确的时间响起的魔力时刻的人能够证明的那样，它肯定没有害处。

如何量化测验何种类型的歌曲能激励人心

做好心理准备是校准情绪和肾上腺素的过程，可以借助工具来帮助。第二章讨论的仪式和迷信就是例子。如第三章所述，动员讲话也是如此。

音乐可能是任务执行者（尤其是运动员）用来做好竞争准备的最常见的工具。无论是 NFL 还是高中的橄榄球队在走下球队大巴时，大多数球员都戴着耳机。在 NBA 的比赛中，球员会戴着无线耳机进行赛前投篮训练。许多运动员会听精心挑选的播放列表中的歌曲，以激励、鼓舞、振奋自己。

他们当然不是最先意识到音乐可以对表现产生有益影响的人。自伊特鲁里亚人、条顿人和凯尔特人的时代以来，音乐就已经成为战争的一部分。鼓声为行进提供节奏，同时也是发动进攻的信号。在美国内战期间，南方和北方军队雇用了成千上万的音乐家。2014 年，美国国防部仍然是美国音乐家的最大雇主，雇用了超过 6000 名音乐家。

但是在过去的 15 年中，对于音乐到底如何以及为何能够帮助人们表现得更好，相关科学研究已日益深入。很大程度上是因为技术——iPod、智能手机、iTunes 和流媒体音乐服务，但这不是唯一的因素。大量科研成果的涌现是由一位名叫科斯塔斯·卡拉吉奥吉斯（Costas Karageorghis）的研究人员的积极工作所推动的。

卡拉吉奥吉斯在伦敦南部一家二手唱片店楼上的公寓中长大。每天早晨，他都会被楼下商店传来的砰然作响的贝斯声震醒。小时候，他会弹奏几种不同的乐器，还参加田径赛。上大学后，他决定将自己这两种热衷的爱好结合在一起。现在，卡拉吉奥吉斯是伦敦布鲁内尔大学的一名研究员。关于音乐与生理表现之间的相互作用，他是全世界首屈一指的专家。他发表了一百多篇科研论文，写了三本书（包括《音乐在锻炼和体育运动中的应用》），并为包括耐克和全球体育经纪公司 IMG 在内的多家公司提供咨询服务。

他不是第一个研究音乐如何影响运动表现的人。他讲到了一项 1911 年的研究。该研究检验了铜管乐队的音乐是如何影响纽约市自行车比赛的选手的。但是直到卡拉吉奥吉斯在 20 世纪 90 年代中期开始研究之前，研究人员大多只进行了一两次研究，就转向一个新的主题。研究方法欠佳深深困扰着这一领域。卡拉吉奥吉斯创立了一个概念框架来探讨激励型的音乐如何帮助人们表现得更好，并随后构建了一种调研手段来量化哪种类型的歌曲被认为能够激励人心，从而推动了这一领域的发展。他和他的一位同事还发表了一篇由两部分组成的"总结与回顾"，其中回顾了每一篇已发表的有关音乐和运动的研究的论文。

任何想要创建自己的播放列表的人，都可以从了解科学家如何确定哪种类型的音乐具有激励性，及其对任务表现产生的影响中受益。例如，论文区分了适合在"任务前"（比如比赛前在更衣室里）、"任务中"（骑动感单车或戴着耳机跑马拉松）和"任务后"（在赛事后恢复体力）听的音乐。该研究还区分了"锻炼"（旨在改善健康状况的体育活动）和"体育运动"（未必会消耗大量体能的、具有规则和输赢的体育活动）时音乐产生的影响。在不同的情况下，歌曲的效果可能会更好或更坏。

这项研究试图弄清楚音乐本身具有什么特质使其具有激励性。它着重于四个部分：韵律和节奏（以每分钟节拍数等来衡量）、音乐性（旋律及和声）、文化影响（其普遍性或在社会中的普遍认知）以及联想（即个人如何将歌曲与特定的生活经历、记忆或媒体展示联系起来）。前两项特征，韵律和音乐性，是直接源自音乐本身的"内在"特征；后两者是一部音乐作品在文化中所产生的作用，并且因人而异。在卡拉吉奥吉斯的模型中，韵律和音乐性是产生歌曲激励属性的最重要驱动力。文化影响和联想相对不那么重要。尽管学者们利用工具得出了一个数字评分，来确定一首歌曲的激励性有多强，但这并不是客观的测量结果；不同的人会发觉不同的歌曲激励作用更强或更弱。

"音乐具有激励性的关键在于它可以从生理上激励、刺激和激活听者的感受，"卡拉吉奥吉斯说，"一段音乐可以在许多方面做到这一点。它与节奏或速度有关。它可能与韵律或重音，抑或旋律和歌词内容有关……音乐也可以通过经典条件反射的过程而具有激励性，因而音乐与激励性意象相互关联。"卡拉吉奥吉斯说，《洛奇》（*Rocky*）系列电影中的音乐就是最佳范例之一；人们听到那些歌时，就会回忆起鼓舞人心的训练的蒙太奇段落，而这种记忆会激起他们的斗志。

那么，如果有人正在锻炼时，突然听到非常激动人心的歌曲，会怎么样？一种影响是同步效应，特别是当他从事有节奏的活动时，例如跑步、划船或骑自行车，一首节奏恰当的歌可以帮助他调节锻炼过程中的运动速度。诺克斯学院（Knox College）的希瑟·霍夫曼（Heather Hoffmann）的研究表明，恰当的音乐还可以改善锻炼者的情绪。它可以辅助唤醒控制，使运动员保持"积极向上"和充满活力，或者沉着冷静和泰然自若。它会产生一种脱离或分心的感觉，让运动员的注意力从训练造成的不快中分散开来。这只能在中等强度及以下的训练中起作用；没有什么可以使某人从真正艰苦的训练中分散注意力。它可以减轻一个人"感知到的劳累"，这意味着他会觉得自己不像实际上那样辛苦。除感知外，一项又一项的研究表明，激励性的音乐可以在各种锻炼环境中带来可测量的成绩提高和更好的发挥。

卡拉吉奥吉斯和他的合著者大卫-李·普瑞斯特（David-Lee Priest）在一项研究中写道："从某种意义上讲，音乐可以被视为一种合法的提高成绩的药物。"

为了使用这种药物，卡拉吉奥吉斯建议运动员将锻炼分为不同的组成部分，例如伸展、热身、心理准备部分、力量、耐力和放松部分，并为每个组成部分创建特殊的播放列表，以认识到不同的激励性歌曲在不同的环节效果更好。对于像跑步这类有节奏的锻炼，每分钟节拍数很重要，而且有一些网站可以供人们选择节奏合适的音乐，以与他们希望的运动速度相匹配。在艰苦的耐力训练或训练间隙中，分散注意力可能更为重要。更加舒缓安静的音乐可以帮助运动员放松。

继续奔跑的卡拉吉奥吉斯自己也是这么做的。在伸展运动和热身期间，他会听法瑞尔·威廉姆斯（Pharrell Williams）和贾斯汀·汀布莱克（Justin Timberlake）等艺人的快节奏曲目，并且他经常会重温自己少年时代流行的音乐，像是迈克尔·杰克逊（Michael Jackson）的歌曲，因为这会使他想起自己还是运动员时的青葱岁月。他在跑步时不会听音乐，但是在运动后放松时，他会改听爵士钢琴家奥斯卡·皮特森（Oscar Peterson）或迈尔斯·戴维斯（Miles Davis）的乐曲。

像任何工具一样，音乐可能会被滥用并妨碍运动员的发挥。例如，即使一项体育运动不允许在比赛中播放音乐，许多运动员仍在训练时听音乐。跑步就是一个例子。严肃的比赛禁止比赛者戴耳机。这打破了"以比赛的标准训练"的基本原则。卡拉吉奥吉斯还看到太多的运动员在听不太理想的播放列表，例如，许多人在锻炼时会听同一位艺人的整张专辑，即使每首歌之间的节奏和情感联系差异很大。还有时，他会看到一个容易紧张或焦虑的运动员，在比赛前听非常激烈的、刺激性的音乐［例如，黑眼豆豆组合（the Black Eyed Peas）］，而同样会让人精力充沛，但没那么令人不安的音乐［像是英格玛乐队（Enigma），甚至古典音乐作品］可能效果会更好。

几年后，卡拉吉奥吉斯希望进一步了解音乐如何有助于提升表现。迄今为止，我们所了解的大多数内容都是基于行为实验的，其中不同实验组的人们会听到不同类型的音乐，而对照组则完全不听音乐，之后进行不同的活动。研究对象被仔细地评估、观察和比较。但这并没有给研究人员提供一个了解大脑神经活动水平的窗口，而这正是卡拉吉奥吉斯希望有一天能发现的。"归根结底，我需要的是可以在运动环境中使用的核磁共振仪，"他说，"那真的会为这个领域带来突破，并且让我能够回答一些迫切的问题。"他希望这项技术能在 21 世纪 20 年代问世。

有史以来最具代表性的励志歌曲

卡拉吉奥吉斯提到《洛奇》中的音乐是激励性音乐中的杰作，并不是随意举了一个例子。在激励性音乐的研究中，《洛奇》

的主题曲被反复提及。例如，在 1995 年的一项研究中，两名研究人员要求之前公布成绩时速度相当的跑者，两两一组进行 60 米短跑比赛。但是，在运动员开跑前，一组安静地站着，另一组则头戴耳机听《洛奇》的主题曲。结果，听《洛奇》主题曲的那一组跑得更快。他们的心跳更快，肌肉更紧绷，焦虑水平更低。仅听一分钟《洛奇》主题曲，他们就获得了明显而系统的生理优势。

这种现象让我来到芝加哥郊区的一栋大房子前，在那里，一位 64 岁男子请我进入房中。他黑色头发的前部染成了鲜艳的紫色。他身穿紧身皮夹克，搭配浅黄色紧身 T 恤、黑色酸洗牛仔裤和定制的紫色鸵鸟皮靴子。他脖子上戴着一个巨大的银色电吉他吊坠。他的穿着打扮看起来像是要去摇滚演唱会上表演，但实际上他接下来没什么安排。他每天都打扮得像摇滚明星。"我喜欢与众不同"，他说，告诉我他雇了一位裁缝为自己定制皮革衣物。

吉姆·彼特瑞克（Jim Peterik）能够负担得起自己的皮革技师，以及家中存放的 182 把吉他。原因很简单，他用家中餐厅旁的一架白色三角钢琴演奏了出来。他开始弹一连串熟悉的重击和弦。这首歌被称为《老虎的眼睛》（Eye of the Tiger），彼特瑞克在 20 世纪 80 年代是幸存者乐队（Survivor）的吉他手兼键盘手，他在 1981 年与人合写了这首歌。

当时，幸存者乐队已经制作了两张专辑，正在夜店巡回演出，但发展并不顺利。然后，彼特瑞克在电话答录机上听到了西尔维斯特·史泰龙（Sylvester Stallone）的留言，后者正在为《洛奇3》寻找主题曲。前两部《洛奇》影片的配乐是比尔·康堤（Bill Conti）的管弦乐，康堤因此赢得了一座奥斯卡奖杯。到20世纪80年代初，史泰龙希望使用摇滚配乐以更好地吸引年轻影迷。一位音乐制作人朋友为史泰龙播放了幸存者乐队早期的一张专辑，他非常喜欢其中充满撞击力的和弦和强劲的基调强节奏。史泰龙给彼特瑞克和他的作曲搭档——幸存者乐队的吉他手弗兰基·沙利文（Frankie Sullivan）寄去了《洛奇3》前三分钟的片段。其中包括一个开场蒙太奇，介绍了由不知名的演员T先生（Mr. T）扮演的角色克鲁伯·朗（Clubber Lang），表现了洛奇如何变得富有而软弱，在拍摄电视广告而不是在训练。开场片段本打算用皇后乐队（Queen）的歌《败者食尘》（Another One Bites the Dust），但史泰龙没能说服皇后乐队同意授权。两位歌曲作者面面相觑："我们怎么才能超过它？"

彼特瑞克开始用吉他以十六分音符为一拍弹奏同一个音符，他称之为"滴嘎、滴嘎、滴嘎、滴嘎"的声音，目的是模拟兴奋的人的怦怦心跳。反复播放影片片段后，他们写出了一连串骤然的和弦变化，正好与开场的拳击场景中的出拳同步。然后，他们陷入了停滞。由于他们只看了三分钟的影片，对故事情节不够了解，无法写出适合的歌词，所以他们恳请史泰龙把全片寄给他们。后者不情愿地同意了。

彼特瑞克和沙利文观看了整部影片，关键一幕发生于洛奇在一场比赛中败给克鲁伯·朗后，担任他经纪人多年的米基（Mickey）去世了。洛奇在他曾于其中训练的一个漆黑的体育馆里沉思时，他在前两部影片中的对手阿波罗·克里德（Apollo Creed）走了进来，帮洛奇分析了他为何失利。"你我比赛时，你有着老虎的眼睛，哥们儿，那么锐利。你现在得把那种感觉找回来，而找回来的办法就是回到起点，"阿波罗说，"也许我们可以一起赢回它。老虎的眼睛，哥们儿。"

彼特瑞克和沙利文开始围绕这个字眼写歌词。对于开场白，沙利文建议用："回到街头，花时间，冒险搏一搏。"彼特瑞克告诉我，他将这段话改写扩展为："站起来，回到街头。我花了很多时间，冒险一搏。曾经一拼到底，现在我又回到街头，一无所有，只有生存的意志。""这段话差不多是同时在我脑中出现的。"他回想道。当时，彼特瑞克是一名慢跑锻炼者，因此在接下来的几天里，他在位于伊利诺伊州拉格兰奇的家附近慢跑，不时停下来在装在运动短裤裤兜里的记事本上写下歌词。几天后，乐队在芝加哥的一家录音室录制了录音样带。史泰龙非常满意。

乐队租礼服参加了 1982 年 5 月的好莱坞首映礼，但是直到电影在家乡拉格兰奇放映后，彼特瑞克才意识到这首歌会有多成功。"这是《洛奇 3》上映的第二天，影院里座无虚席。我一个人坐在后排。当歌曲响起时，观众就像看摇滚演唱会那样沸腾了。"

只是合适的歌曲碰到了恰当的时机。

《老虎的眼睛》在榜单夺冠，并赢得了一项格莱美奖，奖杯就放在楼上彼特瑞克的家庭录音室里。它使幸存者乐队一举成名，他们随后又发行了一系列热门歌曲：《我无法克制》（I Can't Hold Back），《为你痴狂》（High on You），《燃烧的心》（Burning Heart），《不再找寻》（The Search Is Over）。

当我采访彼特瑞克时，《老虎的眼睛》已经 33 岁了，彼特瑞克试着去解释，是什么使它成为有史以来最具代表性的励志歌曲。他否认这完全是因为歌曲是《洛奇》的配乐：自 2001 年 iTunes 问世以来，《老虎的眼睛》已被下载了近 600 万次。彼特瑞克认为，如今购买这首歌的许多人都太年轻，不可能看过《洛奇 3》。他用学术理论家的话争辩，这首歌的吸引力在于其固有的音乐性，而不仅仅因其与一部鼓舞人心的电影的情感关联。

彼特瑞克认为，超出寻常时长的前奏是关键。大多数摇滚歌曲会迅速跳到歌词部分，但是这段前奏持续了30秒钟以上，而"滴嘎滴嘎"声和强力和弦的结合为听者留出时间，使他们为接下来的歌词感到兴奋。而歌词着重描绘了挣扎、矛盾和斗争，可适用于任何类型的任务目标。"歌词非常能激发热情。"他说。

如今，康复医院用《老虎的眼睛》来激励中风患者接受复健理疗。他与在董事会会议之前听这首歌的首席执行官们进行了交谈。在《纽约》杂志一篇关于怀孕的文章中，受访妇女回忆说，她让医生在她接受人工授精的那一刻播放这首歌，帮助她的子宫活跃以受孕。

这位歌曲作者承认，如果他确切地知道《老虎的眼睛》有何魅力，使其被收入如此多的锻炼音乐播放列表，那么他会有更大概率创作出另一首类似的歌曲。实际上，史泰龙也让他为《洛奇4》写了主题曲，但是《燃烧的心》的传播度远远不及《老虎的眼睛》。

他说："我希望我能克隆《老虎的眼睛》的'DNA'中的某些东西，这就是魔力。"

音乐真的能提升员工的工作表现

与如动员讲话这样的激励性手段相比，音乐具有明显的优势：根据你要执行的任务类型，你或许可以在执行时继续聆听音乐，而不仅限于执行任务前。如果你做的是办公室里的工作，则更是如此，适合的音乐可以帮助你保持专注与精力充沛。

这并非新观点。近一个世纪前，工厂经理们就开始尝试使用音乐来提高工人的生产力。受"泰勒主义"科学管理运动的影响，加之电子公共广播系统的发展使人们在大型设施中播放音乐成为可能，工厂管理者的兴趣由此被激发。在最初的那段时间，企业倾向于播放欢快的音乐，让工人们持续快速地工作。实际上，远在缪扎克音乐成为电梯音乐的代名词之前，该公司就成功建立了创作提高生产力的音乐并以唱片形式交付工厂的大型商业模式。

21 世纪，人们工作时听音乐的方式已然不同 —— 不再由管理者选择歌曲，而是由工作者自己选择音乐，且通常用耳机来听。但这真的能使人们更努力、更好或更聪明地工作吗？

答案是：这得看情况。

安纳利·哈克（Anneli Haake）在谢菲尔德大学获得了音乐心理学博士学位，其学位论文聚焦于办公室场景中的音乐使用。以她本人及他人的研究为基础，她创建了一个流程图，用以表明音乐是否能帮助一个人在工作中表现得更好。她从一个人的个性和喜好入手。这个人是性格内向还是外向？（性格外向的人听音乐时会工作得更好；性格内向的人则更容易觉得音乐会分散注意力。）这个人是否在一个有音乐氛围的家庭中长大？这个人对静默无声的态度是什么？她觉得很平静，还是会抱怨环境太"安静"了？

接下来，她着眼于情境因素。即使是最不让人分心的音乐（例如，一个人以前从未听过的无歌词的古典乐作品）也会消耗听者的"注意力集中度"，即使他并没有主动去听。因此，哈克考虑了这个人的注意力集中度可以有多高，他所执行任务的复杂性，他对所执行任务的熟悉程度和信心等因素。在其他条件相同的情况下，如果你性格外向，不喜欢静默无声，并且正在做非常熟悉且擅长的工作，那么音乐很有可能对你有益。如果你是一个偏爱美铁（Amtrak）[1] 静音车厢的内向的人，目前成绩是 C⁻，正在学习物理课程，那么最好收起 iPod。

1　美国国家铁路客运公司。

但是该分析忽略了一个重大因素：工作环境中的自然声。如果每个人都在安静得像图书馆一样的办公室里工作，那么音乐可能就没那么重要了。而我们大多囿于狭小的格子间，戴着耳机主要是为了隔绝各种干扰性噪声，同时也是为了向同事发出"请勿打扰"的信号。哈克的研究表明，戴着耳机工作的许多人可能多少都会受到音乐的干扰，但相比环境噪声，前者没那么容易分散注意力。换句话说，音乐是两害相较的轻者。实际上，这种情况就是哈克自己的工作方式：由于她内向，而且她的许多工作都涉及写作（一项复杂的任务），因此她更喜欢安静地工作。但是，如果她在嘈杂的地方工作，她就会戴上耳机听音乐。

对于哪种音乐最适合让工作人员处于心流状态，相关研究很少，但也有传闻中的经验之谈。例如：歌词会降低注意力，因此无歌词的音乐会更好；熟悉的曲调可能会让你走神，因此略微陌生的音乐是上乘的选择。耳机是必需的：如果一位管理者认为，他可以通过向整个办公室播放选定的音乐来提高员工的生产力，几乎可以肯定他是在自欺欺人。"我从研究中得出的主要的结论，就是音乐必须是个人选择。如果音乐不是个人选择，那么它实际上会产生负面影响。"哈克说。

要弄清大众用哪些歌曲来做心理建设或集中注意力，第一选择是求助于声田（Spotify）。声田是流媒体音乐服务平台，目前在其网站上有超过 15 亿的用户创建的播放列表。大多数播放列表适合特定的情境。人们为通勤、小型家庭宴会，或"性感时刻"创建播放列表。在一个总类别中，通常有多个子类别，例如，在健身播放列表中，子类别有散步、动感单车、慢跑、混合健身训练（CrossFit）、力量训练和瑜伽。

保罗·拉梅尔（Paul Lamere）是声田子公司回音巢（The Echo Nest）的平台开发总监，该公司致力于分析用户是如何选择音乐的。一天，我坐在他的办公室里，让拉梅尔找出一些心理建设类的播放列表。这是他以前从未考虑过的类别，于是他用电脑开始查找。"我们有高尔夫预备、橄榄球预备，是的，人们肯定会为此创建播放列表。"我建议他使用"心理建设"或"兴奋"一词搜索播放列表。等了很久。"是的，"他说，"有'更衣室心理准备'，有'振作起来'。实际上有很多。"他迅速汇总数据，发现了最有可能出现在心理建设类播放列表中的歌曲，它们以20 世纪80 年代的摇滚音乐为主：邦·乔维（Bon Jovi）、范·海伦（Van Halen）、吻乐队（Kiss）、毒药乐队（Poison）、旅程乐队，克鲁小丑（Mötley Crüe）和枪炮与玫瑰乐队（Guns N' Roses）都有歌曲排进前 20 位。

他仔细琢磨这份歌单。在他看来，这像是一个 40 岁的男人选择的健身歌曲，这些歌大多在他青少年时期很流行。他说，并非歌词，而是大量的吉他即兴重复段落和饱满的能量令这些歌成为振奋精神的好歌。

就我个人而言，我无法想象毒药乐队的《对我说下流话》（Talk Dirty to Me）能帮我为任何事情做好心理建设，但从研究和传闻中都可以明显看出，心理建设所适合的音乐是非常个人的选择。

让我们思考一下一所赫赫有名的东海岸学院的一位高层管理人员讲的一个故事。2005 年，他参加面试，应聘一家大型公司的首席营销官职位，并应邀向首席执行官和其他 10 名高级管理人员作了关于公司营销策略的演讲。早前在招聘过程中，他已得知人选范围已经缩小到他和另一位竞聘者，而且后者已经拿到了工作录取函，但没有接受。现在，该公司折回到作为第二选择的我的熟人那里。他回忆说："很明显，小组中有些人真的想雇用我，而有些人真的不想雇用我，所以他们要盘问我。"

在开会之前，他坐在停车场里，放了他为这一刻特别挑选的歌曲《布吉鞋》（Boogie Shoes），这是凯西与阳光合唱团（KC and the Sunshine Band）的歌曲。"就是这种 20 世纪 70 年代得意洋洋的迪斯科曲调，"他说，勾起了他对高中舞会的回忆，"这在某种程度上能够令我昂首阔步地走进会议室。"他出色地完成了演讲。在他被雇用后，一位同事告诉他，自己从未见过有人像他那样在董事会会议室里侃侃而谈。这位学院高层管理人员拒绝让我使用他的名字，是因为他觉得这个故事很尴尬。但是，无论在停车场上跟着凯西与阳光合唱团的歌摇晃，让他看上去多么愚蠢，他都将自己出色的表现归功于这首不同寻常的心理建设歌曲。

21 世纪初，艾米·佩尔穆特（Amy Perlmutter）在一个国家部门中工作。政客们想裁撤该部门，但票数不够。每隔几个月，她就会被要求参加气氛紧张的会议，会上厌恶其部门的人会批评她。"这是一个荒谬的双输局面，"她回忆说，"我必须得真的让自己做好心理建设去见他们，而我准备的方式是播放电影《安妮》（Annie）的原声带。我会在办公室里跟着唱，然后我还会试图让我的员工一起跟着唱。"起初，佩尔穆特记得自己选择的是诸如《明日》（Tomorrow）和《微笑是你最好的衣装》（You're Never Fully Dressed Without a Smile）之类的歌曲，只是因为它们欢快活泼。但在我们交谈时，她回忆起了一些更具体的东西。她曾与一位高中的密友一起在百老汇看了《安妮》。那温暖而丰富的视觉记忆，可能有助于她在开会前改善情绪。"之后，我会带着灿烂的笑容和充沛的精力走进会议。我认为，事情最终因此变得更加友好和积极了。"

搜寻有利于我们更接近于心流状态的歌曲

4月下旬的星期一，T. J. 康纳利在下午2点30分进入芬威公园球场的音乐制作区，为一小时后的击球练习做准备。

康纳利有着浓密的黑发和长长的胡须。他穿着破旧的黑色高尔夫球衫和灰色格子裤。他站在雅马哈键盘前，脖子上挂着黑色耳机，点击着一台储存有35000首歌曲的笔记本电脑。在他前面，微风从一扇敞开的大窗吹进来，在下面，红袜队球员在击球笼周围集合。

在击球练习开始几分钟后，他开始播放野兽男孩（Beastie Boys）的《超级迪斯科霹雳舞》（Super Disco Breakin）这样的说唱歌曲。这些说唱歌曲中很多都有脏话，因此康纳利辛苦地剪辑了"洁版"，删去了其中的脏话。他一丝不苟地对所有播放过的歌曲做着记录，以免总是重复放一些歌，与此同时，他还注意着球员的反应。在今天的击球练习中，他们听到了肖恩·卡特（Jay-Z）、柏树山（Cypress Hill）和肯德里克·拉马尔（Kendrick Lamar）等艺人的19首歌曲。相比之下，客场球队只能在管风琴音乐声中练习击球。

芬威公园球场的一些音乐提示已经常规化。康纳利总是在比

赛开始前 50 分钟播放电视剧《干杯酒吧》（*Cheers*）的开场曲，
《亲爱的卡洛琳》（Sweet Caroline）则总是出现在第八局的中
途，人群会跟着一起唱。

康纳利对这些预设的选择可以不假思索。他反而执着于寻找
适合各种赛况下的氛围和时机的歌曲。他为因雨推迟比赛准备了
一整个文件夹的曲目，包括《雨又开始下》（Here Comes the
Rain Again）和《看不见的太阳》（Invisible Sun）。如果球
迷从看台上伸手出来干扰场内的球，他就放《管好你自己的手》
（Keep Your Hands to Yourself）；如果有球迷在比赛进行中
跑到球场上，则用《你拿一个喝醉的水手怎么办？》（What Do
You Do with a Drunken Sailor？）应景。

今晚的比赛很快就变得非常糟糕。第一次投球后 4 分钟，红
袜队就输了 1 分；11 分钟后，他们落后了 3 分。此时没有播放
音乐，因为主场球迷没有任何值得庆祝的事。

当每位红袜队选手上场击球时，康纳利就会播放击球手的登
场音乐。为某些球员播放特定歌曲的做法可追溯到 20 世纪 70 年
代，但根据《圣何塞水星报》（*San Jose Mercury News*）的丹
尼尔·布朗对此做法的历史回顾，在 1993 年西雅图水手队为每
位球手播放登场曲后，这种做法迅速普及起来。对于某些球星来

说，音乐介绍曲是他们身份认同的重要部分：一代洋基队球迷在听到金属乐队（Metallica）的《睡魔入侵》（Enter Sandman）时，一定会立即回想起马里安诺·李维拉（Mariano Rivera）从后援投手热身区入场的场景。

球手在选择自己的登场曲时有不同的动机。康纳利记得一位球手选择了麦莉·赛勒斯（Miley Cyrus）的一首歌，因为它使他想起自己的女儿们，而且他把在球场上取得成功与为家人提供了好的生活联系了起来。有些球手不太在乎音乐，他们让康纳利随自己喜好放音乐。康纳利想到中继投手安德鲁·米勒（Andrew Miller），直到康纳利用约翰尼·卡什（Johnny Cash）的歌曲《上帝会杀了你》（God's Gonna Cut You Down）的片段来介绍他后，他才表达自己的歌曲偏好。第二天，俱乐部打来电话说，米勒赞成这个选曲。"就是那首。每次都用它。完美极了。"

如果让康纳利选择自己的登场曲，他会选择孤岛组合（The Lonely Island）的《我在船上》（I'm on a Boat）的开头部分。有时球手会寻求建议。在我去的那天晚上，大卫·欧提兹（David Ortiz）为自己选了两首歌，还让康纳利挑选第三首作为"经销商的选择"。康纳利选择了里克·罗斯（Rick Ross）和肖恩·卡特的《魔鬼是个谎言》（The Devil is a Lie）。康纳利注意到欧提兹跟着音乐边晃头边走上本垒。显然，这首歌可以长期陪伴他了。

随着比赛的进行，康纳利一直在思考可能适合当时赛况的歌曲。第四局开头，红袜队暂时落后，多伦多蓝鸟队派上两人，气氛紧张。击球手试图触击短打。他没打好，出了点儿洋相，球向三垒缓慢滚动。红袜队的三垒手做出了一次精彩的俯身飞扑防守。人群开始欢呼，不到一秒钟，《超人》的主题曲就在扩音系统里响起。人群听出了这是哪首歌，以及歌曲与刚才超级英雄般的飞扑防守的关系，欢呼声浪愈来愈高。除了声音更大，欢呼声也持续了更长的时间。这正是康纳利渴望实现的放大过程。康纳利低头看着人群，露出满意的微笑。

"我坐在这里就为等待这样的时刻。"

在第八局居中，红袜队4:5落后于蓝鸟队。康纳利放了《亲爱的卡洛琳》，在观众"投入地"合唱时，调低音量，让观众的歌声响彻球场。当康纳利切掉音乐时，观众仍在站着唱歌。即使在寒冷的夜晚，合适的歌也可以使观众活跃起来。

忽然之间，球手们好像也活跃起来了。红袜队先是打出一记一垒打。康纳利调出雷蒙斯（Ramones）的《闪电战打击》（Blitzkrieg Bop）。第二位击球手再次打出一垒打。跑垒员在一记暴投中跑进了二垒和三垒。康纳利播放《狂野之物》。投手有意地投出四坏球，将欧提兹保送进一垒来形成满垒，没有出局。下一个击球手打出高飞牺牲打，将比分拉平。康纳利放了蠢朋克的《再一次》（One More Time）。随着这一局的结束，他调出了芬兰 DJ 达鲁（Darude）的重合成器单曲《沙尘暴》（Sandstorm），这是红袜队救援投手上原浩治（Koji Uehara）的登场曲。傍晚早些时候，康纳利指着操作面板上的音量控制器，解释了他不应将音量提高到一个标记点之上的原因。但是随着比分扳平，救援投手走向土墩，第九局开始，绿灯明显在该阈值之上闪烁。

蓝鸟队以 12∶13 的比分告负。

在音乐制作区里，发生了一场简短的争论。踢反弹球墨菲乐队（Dropkick Murphys）的作品《我要坐船去波士顿》（I'm shipping Up to Boston）曾经是红袜队救援投手乔纳森·派伯本（Jonathan Papelbon）的登场曲。2011 赛季结束，派伯本被交易到费城人队后，这首歌就在芬威公园球场退役了。然而，一两年后，红袜队决定恢复使用这首歌：现在，康纳利只在比分胶着的第九局中段播放这首令人振奋的主场曲目。当时的平局令康纳利和他的老板决定，该让踢反弹球墨菲乐队的标志性曲目出场了。外面，34769 名观众起立欢呼。

在第九局快结束时，游击手赞德·博加茨（Xander Bogaerts）击中了"一次出局"的一垒打。然后瑞安·海尼根（Ryan

Hanigan）打出一垒打。康纳利播放蒙特尔·乔丹（Montell Jordan）的《我们就是这么做的》（This Is How We Do It）。跑垒者进了一垒和二垒，穆奇·贝茨（Mookie Betts）打出本垒打，获得了超前分，以"再见全垒打"取得胜利。在贝茨绕过二垒时，红袜队开始聚集在他周围。康纳利按下按钮，扩音系统高声播放起《脏水》（Dirty Water），每次红袜队的主场胜利都是以这首歌结束。

也许在几年后，科斯塔斯·卡拉吉奥吉斯能够把功能性核磁共振仪推入这一领域，进行科学的 A / B 测试，以观察球手在听完各种不同的歌曲，或完全不听音乐后，击球、接球和投球的情况如何。

在此之前，我们将吸取研究人员和实践者的全部经验教训。我们可以思考，韵律和音乐性，抑或情感联想，是否更可能让我们兴奋起来或保持冷静。我们可以搜寻有助于使我们更接近神奇的心流状态的歌曲。

如果上述都失败了，我们可以播放《老虎的眼睛》并调高音量。

第五章　信心的关键

Psyched Up: How The Science Of Mental Preparation Can Help You Succeed

你应该依赖你的显意识、潜意识，还是干脆听之任之？

神奇的个性化激励音轨

西点军校长曲棍球队的替补守门员约翰·奎因（John Quinn）坐在一个封闭的蛋形椅上，听着为了描述他有多了不起而精心制作的音轨。

从椅子里传来了 AC/DC 乐队的歌曲《开枪快感》（Shoot to Thrill）的开场和弦。然后，叙述者开始讲话："就是现在，就在这里……现在我要让我的表现更上一层楼。一路走来，我付出了代价，赢得了来这里的权利。现在重要的是保持饱满的精力和些许气愤。"

当奎因聆听音轨时，长曲棍球队的运动心理学家内特·津泽（Nate Zinsser）观看着显示屏上的生物反馈数据。

在此前的四次会面中，津泽和奎因谈到了后者的长曲棍球履历——他在高中时的球员生涯亮点，他的长处和劣势，以及他需要提高的技能。津泽曾是高中长曲棍球队的副队长，如今在西点军校的表现提升中心工作，他以这些对话为素材，写了这个10分钟长的个性化激励音轨的脚本。为此，西点军校长期聘用了一名配音演员来叙述旁白。今天是奎因第一次听到它。

奎因的假想音轨继续说道："从此以后，无论何时，当我想到打长曲棍球，我想到的是出色的发挥。我承认，世界上最好的守门员有时也会漏掉几个球，但他们不会让这一点困扰自己。他们认为每一个错误都是暂时的、有限的和少有的……我真诚地审视自己，我想到很多我做得很好的事，以及让我擅长于所做之事的许多方法——大三对阵纽约州冠军西伊斯利普（West Islip）时我做出的15次扑救……我如何封挡住了史密斯敦（Smithtown）这位全明星级球员的进攻……每当遇到困难时，我只须提醒自己，我是这支冲冠球队中具有影响力的一员。冠军注定是我的，注定是我们的！"

几分钟后，奎因微笑着从蛋形椅中起身。"我想象了其中的很多画面，"他说，"我能看到自己送出长传，或者进攻球员向我攻来。当它开始描绘记忆中好的那部分时，我没有走神。我陷入其中，非常喜欢。"

津泽吩咐奎因将音轨下载到他的手机上，并在每次练习和比赛之前听一遍。奎因说，他在入睡前也要听。

这位 62 岁的心理学家身材清瘦结实，头发花白，有些谢顶，每到整点都要进行一次这样的会面，对方主要是大学运动队的运动员，同时也有希望在学术上、军事任务中，或生命中其他时间表现更好的前来学习技巧的陆军学员。他在一对一辅导中投入的关注度令人惊讶。例如，津泽估计他花在长曲棍球队首发守门员一个人身上的时间就超过 50 个小时。走廊那边的其他办公室中，另外两名博士正在对校队中的其他成员开展类似的工作。

办公室墙上的一张照片令津泽想起自己对运动心理学萌生兴趣的那一刻。照片里的他是一个 55 公斤重的高中摔跤手，站在刚刚被他击败的对手旁。在那场关键比赛中，仅剩 16 秒时津泽仍然比分落后。事后回想，此时他进入了"意识的改变状态——一个灵魂出窍、全神贯注的时刻"。时间变慢了，他突然感到自己前所未有地强大，使他得以放倒对手，赢得比赛。他最终赢得了州冠军。在 20 岁至 30 岁从事过一系列教练工作后，津泽找到了自己的人生目标：帮助他人学习进入自己在摔跤运动中发现的那种高水平发挥的状态。

他在弗吉尼亚大学获得了运动心理学博士学位，师从鲍勃·罗特拉（Bob Rotella）。在高尔夫运动中，鲍勃·罗特拉的心理学技巧众人皆知。1992年津泽还在宾夕法尼亚州立大学工作时，西点军校一纸聘书将他招走。当他不跟称自己为"Z医生"的陆军学员一起工作时，他与职业运动员一起工作并练习武术。他办公室的墙上挂满了亲笔签名的带有"谢谢"字样的照片。

西点军校于20世纪80年代后期开始涉足运动心理学领域。当时一位橄榄球教练认为，更好的心理课程可能会帮助校队的开球员更好地应对开出最后关头制胜球的压力。在津泽的指导下，该项目得以扩展。今天，表现提升中心提供有关学习技能和表现心理学的辅导和课程，但其大部分工作类似于津泽在过去的一个小时中对替补守门员所做的：教学员利用想象、放松技巧、自我肯定和其他方法建立信心，并将注意力放在可能有帮助而不是阻碍比赛日表现的想法上。

午餐后，津泽见了一位西点军校毕业生，他从伊拉克和阿富汗服役归来不久，现任上尉。这名上尉正在教授军事科学，并且疯狂健身。再过几个月，他将前往一个秘密地点参加他含糊其辞地称之为"特殊任务选拔"的活动。随着我们的交谈，谜团逐渐揭开，他正在尝试加入陆军的三角洲特种部队，该部队如此神秘，以至陆军拒绝正式承认其存在。考虑到保密性以及特种部队成员有时面临的威胁，我选择不透露此军官的姓名。

在上尉为竞争残酷的选拔过程做准备时，他使用了津泽制作的属于自己的激励音轨。

随着梦龙乐队（Imagine Dragons）的歌曲《放射性》（Radioactive），旁白开始说道："就是这样，我有机会朝着成为三角洲特种部队一员的梦想迈出一大步。"它强化了这位军人的自我认同，他是"能够取得任何成绩的坚持不懈、埋头苦干之人……任何任务或工作的最佳人选"。该音轨着重于他将如何管理自己的时间以在接下来的几个月中达到最佳体格状态，他将如何提高自己的导航技能，以及正确饮食以使身体做好准备。

这位上尉反复听这个音轨，为选拔做好心理准备，想象自己的身体变得更强壮，设想自己在特种部队新兵训练课程中名列前茅，而其他人还在苦苦挣扎。他说："我相信我投入得足够多，因此，我不必再担心自己是否还不够努力，只需要去执行就可以了。"

运动心理学的发展道阻且长

在执行任务前的一刻，尽可能减轻自己的过度焦虑是非常有用的，就像诺亚·影山教茱莉亚学院的学生在试演前做的那样。但要想充分利用执行任务前的最后时刻，只减少焦虑是不够的。

你还需要建立积极的情绪，例如自信、自我效能感和控制力，而运动心理学家花了数十年的时间才找出实现此目标的最佳方法。

该领域发轫于美国中西部的一个大学实验室。科尔曼·格里菲斯（Coleman Griffith）在爱荷华州长大，在成为伊利诺伊大学心理学教授前曾是大学棒球运动员。1925 年，他开设了体育运动研究实验室。他出版了许多书籍并发表了相关论文，包括1926 年出版的《训练心理学》一书，书中包含教练如何在比赛前帮助运动员"兴奋起来"的入门知识，诸如给队员讲对手的不正当战术，用人身攻击羞辱队员，通过回顾队员过去的成就来鼓舞他们，又或邀请校友来激励他们。

如今，格里菲斯被后世誉为运动心理学之父，但从他的早期研究到像内特·津泽这样的现代心理学医生所做的工作，发展之路并非一帆风顺。20 世纪 30 年代初期，伊利诺伊大学不再资助格里菲斯的实验室；因此，格里菲斯终止了研究，没有培养一位能够继承他学术之路的研究生。随后，1936 年，芝加哥小熊队的老板、口香糖巨头菲利普·瑞格理（Philip Wrigley）让格里菲斯把他的心理学技巧用在棒球队员身上。

格里菲斯建议对球队的训练方案进行修改。例如，教练应该在更短的距离内进行内野练习，以缩短外野手的反应时间。球队基本无视了他的建议。"棒球球手与大学教授之间的文化冲突几乎是立即显现的。"历史学家克里斯托弗·格林（Christopher Green）写道。格里菲斯与球队经理之间的关系尤为紧张，后者称前者为"精神病医生"，而前者认为后者在破坏和诋毁自己的工作。格里菲斯的想法很少得到贯彻，他与小熊队的合约只持续了不到两年。除了研究实验室关停以及未能培养出下一代研究人员以外，格里菲斯助力小熊队失败是运动心理学未能扎根的另一个原因。

直到 20 世纪 60 年代中期，该领域几乎一直处于停滞状态。而该学科的第一本学术期刊直到 1970 年才面世。自此，该领域断断续续地向前发展。停滞之一：1973 年圣迭戈冲锋队雇用球队精神科医生时，该医生被发现给运动员开类固醇和安非他明[1]。但到了 20 世纪 80 年代，美国奥运代表队会定期咨询运动心理学家；20 世纪 90 年代时，一些第一梯队的大学开始请心理学家与校队运动员一起合作。

尽管如此，在多项体育运动中，即使是顶尖运动员，也对津泽及其同事们教授的技巧一无所知。在某些情况下，与心理学家合作仍被视为耻辱，因为它以某种方式暗示了性格软弱或精神疾

---

[1] 中枢兴奋药。

病。在团体运动中，有些教练认为比赛的心理部分属于他们的职责范围，他们不愿意将权力让渡给外人。通常，运动员、家长或学校缺乏运动心理学家的资源。即使对于那些愿意付费的人，也很难找到合格的专业人员。根据美国应用运动心理学协会的在线目录，该协会在美国只有 390 名获得认证的会员。因此，运动心理学是一门拥有强大工具库的学科，而广大运动员仍然对此一无所知。

自我暗示、心理意象和可视化

今年（2017 年）86 岁的尼克·博莱蒂耶里（Nick Bollettieri）执教已有 60 余年了。他教过的弟子中有 10 位曾排名世界第一，包括安德烈·阿加西（Andre Agassi）、鲍里斯·贝克尔（Boris Becker）、莫妮卡·塞莱斯（Monica Seles）以及维纳斯·威廉姆斯（Venus Williams）[1] 和塞雷娜·威廉姆斯[2]（Serena Williams）。按理说，博莱蒂耶里早该退休，与第八次婚姻中的现任妻子共度晚年。

然而，大多数早晨，他会在 6 点出现在佛罗里达州布雷登顿市的一个网球场边，以每小时 900 美元的价格开始授课。球场是

1　昵称为"大威"。
2　昵称为"小威"。

占地 200 公顷的精英运动员训练中心——IMG 学院校园中的 12 个网球场之一。博莱蒂耶里于 1978 年建立了该机构，它最初是一所专注于网球教学的寄宿学校。九年后，他将其出售给了签下滑雪运动员林赛·沃恩（Lindsey Vonn）和四分卫佩顿·曼宁（Peyton Manning）的体育经纪公司 IMG。IMG 增设了新的体育训练项目。如今，IMG 学院已经有超过 1000 名学生——他们每年支付 72000 美元住校进行体育训练，项目涵盖从高尔夫、网球到橄榄球和长曲棍球。

对于体育迷来说，来此参观是一件幸事。在网球场边徘徊，观看 18 岁以下年龄段世界排名第四的球员练习发球；而在高尔夫球练习场上，去年美国女子公开赛的冠军正在教练的监督下苦练长铁杆的打法。尽管 IMG 以助推有前途的年轻运动员进入职业体育生涯而闻名，但它也培养运动员参加大学比赛：在我造访当天上午，碰巧举行了一场仪式，32 名 IMG 学生签署了承诺书，加入前来招募运动员的各大学运动队。

除了有关力量训练和营养方面的先进经验外，IMG 的学生还受益于一个由九人组成的致力于心理辅导的团队。如此规模的团队使 IMG 成为该领域的重要参与者；该团队的前成员如今为各种职业体育团队（尤其是棒球队）工作。在过去的十年中，它培养了数十名如今与海豹突击队及其他军事小组共事的心理学家。

博莱蒂耶里正利用网球场上的训练课的间隙休息，他认为，心理训练一直是优秀教练所做工作的一部分。他提到了自己的老朋友文斯·伦巴第（Vince Lombardi）所说的一句话："我们没有输掉比赛。我们只是没有时间了。"这展现了顶尖运动员普遍拥有的自信和乐观。"你应该根据一个人为一件事付出的努力，而不是取得的结果来评价这个人，"博莱蒂耶里告诉我，"而如今的情况是，根据取得的结果对孩子们进行评分，这是错误的……记分板上的分数可能说明你输了，但是如果你已经拼尽全力，那你就是胜者。"

无论你是从 IMG 的心理学家那里，还是从西点军校的课程"PL360- 卓越表现心理学"中，无论是通过阅读《运动心理学入门》，还是在更复杂的教科书 [让·M. 威廉姆斯（Jean M. Williams）的《应用运动心理学》是专业人士最为推荐的] 中学到这些，基本原理是相同的。大部分内容的目标在于教会任务执行者增强自信和专注度。为此，心理学家传授的技巧包括自我暗示、心理预演和意象可视化。

我们都看到过在 NCAA 篮球比赛中，观众在玻璃篮板后面挥舞手臂和欢呼，试图分散罚球运动员的注意力。顶尖运动员接受训练以屏蔽干扰性的无关的刺激，专注于手头的任务。心理学家将注意力任务分为狭义的和广义的，前者例如棒球击球手追踪投出的球，后者例如四分卫在决定往哪里传球前审视整个球场。他们还区分了外部任务（通常涉及其他运动员或比赛条件）与内部任务（发生在你脑海中的事）。他们可以提供特定的练习，以提高运动员应用这些不同类型的人物的专注度与即使是在环境发生变化的情况下保持专注的能力，比如在充满敌意的客场进行比赛或当比赛进行到千钧一发之时。

罚球手屏蔽干扰的能力与其自信心有关，因为他的专注度部分取决于他是否对得分有把握。确实，研究表明信心与表现之间存在直接联系，这就是为何如此多的明星运动员给人以自大的印象。尽管运动心理学家不谋求培养傲慢自大的态度，但他们的确通过教会运动员牢记其成就与为失败辩解，试着系统性地灌输自信心。

建立信心的大部分心理工作都着重于自我暗示，即我们头脑中的内部对话。许多人往往容易产生自责、消极或悲观的情绪。运动心理学家通过教授中断思考的技巧或者暗示和肯定，使运动员将注意力放在表演比赛前或比赛中，来避免这种行为。有时，这些技巧可能有点像艾尔·弗兰肯（Al Franken）20 世纪 90年代在《周六夜现场》（*Saturday Night Live*）中扮演的角色斯图尔特·斯莫利（Stuart Smalley）常说的自我肯定。"我够好，够聪明，该死，大家都这么喜欢我。"然而，即使这些话感觉有些愚蠢，数十年的研究表明，它们是有用的。

如果积极的自我暗示是一条音轨，心理意象和可视化则更进一步。一位运动员在赛前最后时刻想象一次出色的发挥是什么样时，会调动他所有的感官。顶尖高尔夫球手通常会在每次挥杆前构想其击球的全过程。有些人会故意将球洞想象得超级大，以使推杆进洞看起来更容易。在节奏更快的体育项目里或在其他体育比赛场馆中，人们会提前在脑中对重要动作进行视觉化排练。一位运动心理学家告诉我，1988 年奥运会时，美国田径运动员在比赛开始前一天，获得了去比赛场馆参观与热身的机会。大多数人拒绝了，宁愿在酒店小睡。但是埃德温·摩西（Edwin Moses）细致地参观了更衣室，然后在赛道上摆上跨栏。就像在比赛中一样，他小心翼翼地脱掉运动服，然后在赛道上来回走，设想自己希望的发挥方式。

在 IMG 学院或其他地方，教授学生这些技能的具体方式因教练而异；该过程也会根据他们参加的运动项目而有所不同。自我暗示在高尔夫这样的慢节奏运动中尤其重要，球手在每次击球之间有大量的休息时间来思考积极（或消极）的想法。在团体运动中，自我暗示和专注力方面的训练可能侧重于团队成员间的互动，例如避免因与队友比较而分散注意力或变得消极。

运动心理学中的许多理念，都与宾夕法尼亚大学心理学家马丁·塞利格曼（Martin Seligman）在 20 世纪 90 年代引领的积极心理学运动的宗旨相呼应。除了强调乐观和自信之类的特质之外，积极心理学和表现心理学都具有同一理念，即每个人都可以并且应该从这些"提升"技巧中受益。这与旨在治疗不良适应证或神经症行为的传统临床心理学形成了鲜明对比；也是 IMG 避免使用"心理学"一词的变体，而以"心理辅导"或"心理调节"代称之的原因之一。

IMG 集团的运动与个人发展总监大卫·海塞（David Hesse）在辞职去进修体育心理学之前，曾为一家英国管理咨询公司工作。从他在公司工作以来，毫无疑问，他在办公室里向世界级运动员传授的技术，在体育以外的地方同样适用。"这些方法适用于任何类型的高需求任务，无论你身处急诊室、律师事务所、法庭，还是董事会会议室，"他说，"我们是生物，即使在公司环境中，我们也有战逃反应。这些方法绝对可以提供帮助。"

是否需要思考，这是一个问题

如果碰巧参加了江文森（Jonathan Jenkins）发表演讲的

会议，你可能会注意到他表现出的镇定和自信。即使今天的主题是针对某特定事件——因而他无法简单重复以前的演讲，看起来也像是他已经做过数百次相同的演讲。你可能会注意到的第二件事是，演讲开始约五分钟后，他会突然点明演讲的中心。

江文森的开场白是自传式的，有时似乎与议程中所列的主题没什么关系。他会谈到自己在得克萨斯州的童年，以及自己最初的人生目标是成为牛仔。他会展示自己小时候戴着牛仔面具的幻灯片。他讲述说自己12岁时因病住院，如何在康复过程中反复读一本关于中国的书。那本书使他想要住在中国，所以大学毕业后，他问父母要了一张飞往北京的机票。他在那里住了几年，寓居中国期间，他创立了一家如今名为"跟我订"（OrderWithMe）的公司，旨在帮助小公司与大型零售商竞争。

只有在讲述了自己的个人经历后，他才会转到当天那场演讲的特定主旨，有时过渡得很平稳，有时则有些突兀。

作为一家新公司的首席执行官，演讲对江文森的工作至关重要。他向数十位风险投资人推销了自己的公司，成功筹集了数百万美元的资金。他经常在行业会议上发表主题演讲。江文森平均每星期做一次演讲。他认为少于100人的都是"小团体"，除非听众的人数超过1000，否则都不属于"大型演讲"。

江文森还非常忙碌。他写演讲稿的时间有限，也没有足够的时间来排练。因此，他发明了一种独特的技术：差不多他做的每次演讲都使用了标准的自传式开场白，一段他用过数百次的精心打磨并烂熟于心的说辞。这样一来，在演讲的前几分钟，江文森就不必考虑要说什么。他无须忖度何时停顿以产生效果或等待观众的反应。就像变道的卡车司机或测量体温的护士一样，他在做自己已经重复千百遍的事，而这不需要动脑筋。他可以习惯性地去做，讲话时不带一丝紧张，然后再转入演讲的定制部分。到那时，他已经赢得了观众的心。

"我从自己的故事讲起，"江文森说，"我认为，如果我被邀请在公开活动中演讲，那么肯定是我的背景或过去的某些事情使我具有了资格，所以演讲的第一部分一定是与听众拉近距离。"自传式开场白使之成为可能，并通过讲述一个熟知的故事，让他对舞台上的自己充满信心。

标准化的开场并不是江文森作为演讲者的唯一强项。他的祖父是一位南方传教士。江文森 10 岁时，他的祖父便常常要求他向会众讲话，听众通常有大约 200 人。还在读小学时，江文森就学会了揣摩和维持听众的兴趣，并把公开演讲当作讲故事的有趣机会。到他离开大学时，他已经完全习惯于站在讲台上，而台下有数百双眼睛盯着他。

现在，你应该说："等等。你说的是练习，不是做好心理建设。江文森能出色地演讲，是因为他已经花了一万个小时做这件事，而不是因为他在演讲前最后几分钟做的什么事。"

感谢你的怀疑。在某种程度上，你是对的。江文森是一位熟练的演说家。若他不经常说，他的标准开场白就行不通了。

但他的故事在本书仍有一席之地，因为即使在对 1000 人演讲，甚至在大多数人最紧张的演讲过程中（即一开始时），他都找到了一种增加自信心的方法。他把通常需要高认知水平来理解的内容变成了可以很轻易背诵的东西。

诺贝尔奖获得者丹尼尔·卡尼曼（Daniel Kahneman）认为人类认知以两种不同的模式运行，他称之为系统 1 和系统 2。"系统 1 自动快速运行，基本无须付出努力，亦不会意识到自我控制，"卡尼曼在《思考，快与慢》一书中写道，"系统 2 将注意力分配给需要它的费力的脑力活动。"

对于大多数人来说，进行决定成败的演讲是系统 2 负责的一项脑力活动。但是，将无意识的内容嫁接到江文森每次演讲的开头，便有效地将开场白变成了系统 1 的任务。

除了放松和冷静，针对处于紧张状态的人们的另一条常规建议是"不要过度思考"。该建议是有道理的，因为在许多情况下，思考太多（或在系统 2 中运行）只会导致问题。在这种情况下，最好能找到方法来切换到系统 1，习惯性地完成任务。

西恩·贝洛克（Sian Beilock）已经花了 20 年的时间研究人们如何、何时以及为什么因过度思考而导致问题。这是她十几岁时通过亲身经历了解到的一个话题。15 岁时，她是美国青少年足球奥林匹克发展计划下的一名守门员，这是一条本可使她参加奥运会或世界杯比赛的道路。然后，有一天，当奥运队教练从球门正后方注视着她时，她可以感觉到自己大脑的运转方式不一样了。"我感到局促不安，"她回想起来，"我彻底崩溃了，被进了两个球。"她在奥运会上踢足球的梦想在那天下午终结了。

但是，由于发现自己的大脑在压力下似乎运转方式有所不同，她找到了自己学术生涯的开端。作为一名本科生，她学习了认知科学，之后继续深造，在密歇根州立大学获得心理学和运动科学双料博士。后来她到了芝加哥大学，在那里，她的大部分研究工作都涉及高尔夫果岭、一些棘手的数学测试和核磁共振仪。

早在研究生阶段，贝洛克就对人们为何在压力下会说不出话来，以及这些力量在不同类型的任务中如何发挥不同作用这两种理论深感兴趣。正如她在硕士论文中所解释的那样，有些人认为，人们在压力下失败，分心是罪魁祸首。人们没有将注意力和精力集中于手头的任务上，而是认为自己的专注力被所谓的与任务无关的线索削弱了。其他人则认为，真正的罪魁祸首是显式关注，它描述了完全相反的现象：你太清楚地意识到并且过于关注自己所做的工作，因此将它搞砸了。"刻意的"一词恰当地表达了此意：你变得对自己过分关注。

贝洛克对这两种力量如何在无须思考的"程序化"活动以及对短期记忆有要求的活动中发挥作用格外着迷。对常打高尔夫球的人来说，在果岭上推杆可能是程序化动作。他们会习惯性地完成动作。对于这样的人来说，过度思考推杆是坏事。另一方面，复杂的数学需要一个人的短期记忆，因此过度思考是好的，而惯性思维则会导致问题。

正如贝洛克在其 2010 年出版的书《语塞》（Choke）中所写："关键是要让脑力为你所用，但在可能产生不利影响的情况下，要能够'关掉它'。"她写道，一时语塞通常是人们"对自己做的事过分关注，或者没有为任务投入足够的脑力"的结果。

正如贝洛克的研究所表明的，在为执行任务做好心理建设时，重要的一点是确定该任务是需要思考，还是应该习惯性地去完成。或者，用卡尼曼的话说，此活动应使用系统 1 还是系统 2。职业高尔夫球手应习惯性推杆；未曾大量练习推杆的高尔夫球新手则需要在每次推杆前多加思考。

江文森和西恩·贝洛克共同呈现了许多人从未考虑过的心理建设的一部分：在执行任务之前，想清楚要做得更好，是否需要思考，然后照此执行。

只须看一眼照片

聆听激励音轨与重复自我肯定并不是在执行任务前灌输自信的仅有的方法。还有一些方法可以下意识激活这些情绪，而且研究表明，只须看一眼照片就可以完成。

例如，让我们思考一下挂在多伦多大学加里·莱瑟姆（Gary Latham）办公室墙上的照片。这是一个撑竿跳高运动员的大海报，他正在试图越过高处的横杆。图片下方写着："如果一开始你没有成功……" 25 年前，在莱瑟姆成为系主任时，一位同事送给了他这张海报。莱瑟姆把它挂在墙上，就忘了这茬儿。他从未想过这张乏味的海报能使他工作得更好。然而，过去 10 年中他所做的研究，表明这张简单的海报可能能够帮他建立正确的执行任务的思维方式。

莱瑟姆是一位组织心理学家，他花了 40 多年的时间研究人们如何刻意设定目标并努力实现。在莱瑟姆开展自己的研究的同时，一套完全不同的研究令他十分气愤，以至于他开始试图驳斥其理论。

该研究涉及一个名为启动效应的概念。耶鲁大学心理学教授约翰·巴奇（John Bargh）是该领域最著名的研究学者，他将启动效应定义为"对个人心理表征的暂时激活状态，这些内部准备如何与环境信息相互作用以产生感知、评估，甚至动机和社会行为"。

这是一个复杂的解释，但是，如果你读过该领域相关实验研究的文章，就容易理解了。其中很多实验通过微妙的词汇选择，要求研究对象解决简单的字谜，以试图下意识地操纵研究对象的心理状态，使他们倾向于某种行为方式。例如，在 1996 年的一次著名实验中，巴奇及其同事给一组研究对象出了一个字谜，提示词包含"粗鲁""不礼貌"和"令人讨厌"（以及许多无关主题的词语），另一组研究对象的字谜则以"和蔼可亲""耐心"和"欣赏"为主要提示词。第三组的提示词则是中性词汇。然后，他们将研究对象逐一置于同一情境下，即让他们等待正在与第三人对话的人的指示，然后记录了每个对象在打断对话前等待了多长时间。他们发现，事先得到"粗鲁"词汇的人，相比那些得到

"礼貌"词汇或中性提示词的人，更快地打断了对话。

在同一项研究中，巴奇事先给一组研究对象灌输了"佛罗里达""皱纹"和"年老"等词，然后记录了与对照组相比，每个人实验完成后，离开时在走廊要花多长时间。结果是，事先得到暗示"老年人"的词，会使人走得更慢，就好像他们自己也年纪大了一样。

莱瑟姆记得自己阅读巴奇的研究时，认为它们全是"不折不扣的胡说"。莱瑟姆相信，有意识的思维指导着人的行为，而所有这些所谓潜意识的胡言乱语，就像 20 世纪 50 年代的欺诈性实验一样靠不住，据该实验称，将瞬间的隐性广告插入电影中，可以让观众购买更多的爆米花和汽水。后来发现这一电影零食实验是个骗局。尽管莱瑟姆不赞成，但 21 世纪头十年，启动效应的相关研究依然盛行起来。巴奇赢得了广泛的专业赞誉，莱瑟姆看到了一大批坚信启动效应力量的年轻研究者。因此，他拟定计划，要证明启动效应完全是谬论。

与以前在实验室进行实验的研究人员不同，莱瑟姆决定在实际的工作场合中寻找启动效应的证据：在一所大学的呼叫中心，工作人员给校友打电话以募集捐款。他的研究团队向 81 位员工提供了关于当天联系对象的一整套概述资料，但其中一些资料包与其他资料包不同，包含了一张跑步者越过终点线的鼓舞人心的照片。该研究旨在发现，仅仅瞥一眼象征成功的照片是否会影响电话营销员的表现。这一简单的图像是否可以在潜意识中促使员工更好地完成工作？

结果确定无疑：对比未得到照片的员工，得到装有照片的资料包的员工筹集到的资金明显更多。当莱瑟姆看到结果时，"我几乎从椅子上掉了下来"，他说。该研究的全部目的是证明启动效应无效。莱瑟姆认为自己犯了一个错误，因此他开始拜访其他呼叫中心以进行类似的研究。每一次，结果都表明，得到的指示中包含照片的员工筹集了更多的钱。"我很不情愿地从持怀疑态度转变为信徒。"莱瑟姆说。

在随后的论文中，莱瑟姆对这些发现进行了详细阐述。在一项也是在筹款呼叫中心进行的研究中，他测试了看过相同的终点线照片的工作人员，与看过"针对具体情境"照片（在此例中，即在一个客户服务环境中戴着通话耳机的快乐的员工）的工作人员，各自的工作表现如何。他的团队发现，看过激励式的呼叫中心照片的工作人员的表现，要比看过越过终点线的照片的工作人员更好（也比对照组更好），并且这种效果并非仅持续了几个小时，而是持续了几天。在另一项研究中，他测试了 50 个团队在一项小组活动中的表现。该活动要求他们构想，假设身处坠落在月球上的宇宙飞船中，他们需要的生存物品的优先级清单。这是一种用来判断团队协作情况的标准学术演练。可以肯定的是，指示文件中包含一小群人围着桌子合作处理工作任务的照片的研究对象小组，在该任务中表现更好，衡量标准是研究对象的选择与NASA专家的选择的相近程度。

莱瑟姆并不是唯一探索启动效应如何成为工作场景中的一大工具的人。将白领员工的工作类型与启动效应相结合的最著名的研究是由哈佛商学院的艾米·卡蒂（Amy Cuddy）进行的。2010年，卡蒂及其同事发表了一篇论文，描述了他们如何要求42人以身体摆出"高能量"或"低能量"的姿势，然后从事冒险任务，每位研究对象在任务前后都要被提取唾液样本。"高能量"姿势要求研究对象双手叉腰、双脚分开地站立，像神奇女侠那样，研究对象如果是坐姿，则要双手在头后扣紧，脚放在桌子上，身体舒展，露出躯干。前后唾液测试表明，摆出"高能量"姿势的人，其睾丸激素（与好斗情绪相关的激素）水平显著上升，而皮质醇（指示压力的激素）水平降低。摆出"低能量"姿势的人们，双臂交叉，身体向内收缩，他们经历了相反的激素反应。就冒险任务而言，那些花时间摆出强势姿势的人更愿意冒险。"'高能量'姿势者报告说，自己感觉更加'有力'和'处于主导地位'，"该研究称，"摆出两分钟简单的权力姿势就足以显著改变参与者的生理、心理和感觉状态。"

2012 年，卡蒂以该研究为主题的 TED 演讲迅速走红，随后她在 2015 年出版了《高能量姿势》（*Presence*）一书。其研究使她成为明星，但也被证明存在争议。其他几组研究人员在重复原实验时未能得到相同的结果，并且多位统计学家都对其研究方法和数字运算质疑，认为这可能导致"虚假"的结论。2016 年，卡蒂 2010 年的论文的合作者之一否认了研究结果。作为回应，卡蒂说，尽管研究结论相互矛盾，但至少有九名其他实验者提供了证据，可以支持她所说的"权力姿势效应"背后的基本主旨，具体来说就是，"采取张开的姿势可以使人感觉更有力量"。尽管有科学方面的质疑，但卡蒂的研究仍然很受欢迎，因为它描绘了一个诱人的图景。"只要你稍稍调整一下姿势，就可能极大地改变你的人生。"她说。

哥伦比亚大学教授亚当·加林斯基（Adam Galinsky）及其同事进行的研究提供了一种更安静、更私密的方法来达到相同的目的。在 2013 年的一篇论文中，他们要求人们写出一段他们曾在片刻间感到强大有力或无能为力的经历，之后再写一份求职信或参加模拟面试。在这两个实验中，写了一段感觉自己强大有力的经历的人都表现得更好。加林斯基在一次采访中表示，对大多数人而言，描写自己的权力比摆出权力姿势更为有效。"对有些人来说，摆那种姿势真的感觉很假，"他说，"这种回忆任务更加私密。它让你思考自己在这种情况下的经历和感觉，而我认为这样更容易进入正确的思维模式。"

值得注意的是，在所有这些启动效应的实验中，研究对象都不知道为什么要让他们摆出神奇女侠那样的姿势、看跑步者的照片或写出他们感觉自己很强大有力的一段经历。这就引出了一个关键问题：既然启动效应涉及潜意识，那么在重要事件发生前特地摆出权力姿势的人，是否能有意识地引起相同的反应？

换句话说，人是否可以有意识地自我启动？还是说启动更像挠痒痒，当自己动手时，并不会真正起作用？

一些研究人员对自我启动持怀疑态度。"简单来说，启动效应是一种被动效应，知道其存在会妨碍其产生作用。"耶鲁大学教授巴奇说。但是，他同意，如果一个人想被启动，则自我启动可能会产生一些效果。例如，某人正在节食，希望摄入更少的热量，暗示健康饮食的启动效应可能会产生一些效果，因为此人的想法已经在朝着这个目标倾斜。

"我猜想，最实用的有意识的自我启动方法是对你要取得的目标的提醒——榜样的照片，配偶写的便签，或者你在读小学的孩子在墙上的涂鸦，"巴奇说，"如果它们让你想起自己想要的东西，那么你就不会抗拒其影响。"

多伦多大学教授莱瑟姆给出了有细微差别的相似答案。因为启动效应从定义上讲，要求人们不知道它正在发生，因此自我启动是自相矛盾的。"我要自我启动，但我不会意识到自己正在这么做，这话本身就前后矛盾。"他说。在 TED 演讲前摆出权力姿势的人并不会引发启动效应。莱瑟姆说，他们其实是在进行一种身体仪式形式的心理准备。

然而，他指向自己办公室墙壁上的撑竿跳高海报，将其作为代表意识的模糊分界线的一个例子。他在几十年前挂上了这张海报，所以这是他有意识地做的事。但他在 25 年中，每天都看到它，所以他已经不太能意识到它挂在那里。他从不会停下来关注它或思考它的含义，它只是融入了背景中。在这一点上，如果说该图片对他产生了影响，那么也是非常不易察觉的，几乎接近于无意识。"它只是在墙上，而我没有注意到它，所以这可以成为自我启动的一个例子。"他说。

尽管莱瑟姆在接受我采访之前，从未听说过自我启动，但一家名为"成功装饰"（Successories）的公司花了 30 多年的时间尝试充分利用这一概念。该公司总部位于佛罗里达州德尔雷海滩（Delray Beach）95 号州际公路旁的一个小型办公园区内，出售标有"纪律""责任""力量"和"锲而不舍"之类词语的海报。每个加粗黑体词都与鼓舞人心的引文和附庸风雅的图片搭配。他们最畅销的激励性艺术作品已带来了数百万美元的收入，其中的照片是日落时弗吉尼亚大学赛艇队在河上划船，上方有大写的"团队合作"一词以及一句引自安德鲁·卡内基（Andrew Carnegie）关于"协作实现共同愿景的能力"的话。

成功装饰公司满足了一项基本需求。各家公司都有空白的办公室墙面需要填充。管理人员可以挂上普通的梵高作品的复制品，悬挂与公司业务明确相关的图片（例如，产品的精美图片或历任首席执行官的肖像），或悬挂可以增强全公司优秀品质的海报。成功装饰公司迎合了第三类需求。"我们的客户在墙上挂的是可被视为艺术品之物，但它可以是有用的，"成功装饰公司总裁埃里克·哈伯（Eric Haber）表示，"这是走廊上的被动消极的广告牌。上面写着'我们相信团队合作'。没人会积极地说出这句话，但是摆放在公共场所的艺术品替人们说了出来。"哈伯及其团队经常在汽车经销商门店和高中看到公司的海报，一名员工在法院的陪审团审议室也发现过一张公司的海报。

自从研究使他成为启动效应的信徒以来，莱瑟姆一直没有在自己的墙上挂任何新的海报。但是他购买了《小火车头做到了》（*The Little Engine That Could*）的海报来装饰自己孙子房间的一面墙。他希望孙子每次看到"我想我能，我想我能"的信息时，都会用自我效能感和坚持不懈的精神让自己做好准备。

当我与莱瑟姆交谈时，我提到几年前我还是杂志作家时，我有一间私人办公室，里面有很多空白的墙。有一天，我把自己执笔封面故事的那期杂志的封面钉在了墙上。几天后，我们体贴入微的办公室经理把它放在了一个廉价的画框中，下一次我写封面故事时，她也将其配框并挂了起来。在接下来的几年里，墙上挂满了我写的十几个封面故事的图片。尽管我并没有真正注意到它们，但它们可能使我感到更加自信；当我努力撰写新故事时，我可以瞥一眼过去写的所有成功文章。在潜意识里，这些图片可能鼓动我说："我想我能。"我对莱瑟姆讲了我的墙上的装饰物，以及当我离开那份旧工作并搬到新办公室时，如何把它们留在盒子里，而从未费心去找榔头或将它们重新挂上。

"这项研究仍处于萌芽阶段，"莱瑟姆告诫说，"但我会鼓励你将它们挂起来。"

第六章　利用怒火与对抗

Psyched Up: How The Science Of Mental Preparation Can Help You Succeed

关注竞争对手是否能让我们变得更强？

激发怒意的枯败花朵

这听起来像是《胜利之光》（*Friday Night Lights*）中的一幕。实际上，故事发生于 1988 年的一个周四下午，在新泽西州西北部的一所高中体育馆里。

在靠近球场中心的讲台上，沃伦山高中（Warren Hills Regional High School）橄榄球队的四名副队长轮流用麦克风讲话，800 名学生礼貌地在露天看台上聆听。第二天晚上，这些球员将代表沃伦山与死对头哈克特斯敦老虎队展开年度对决。因此，当天下午学生们不必上课，一起参加赛前誓师动员大会。行进乐队进行演奏。啦啦队员表演空翻。球队的队长们谈到了比赛的重要性。

哈克特斯敦和沃伦山相距 15 公里，两所高中的橄榄球队自

20 世纪 30 年代以来一直在比赛中相遇，但是这一年很特别。我担任替补进攻前锋的沃伦山队此前未尝败绩，连胜六场。若击败哈克特斯敦，沃伦山将有很大机会以常规赛不败的战绩挺进州季后赛。但即使不考虑这些，与哈克特斯敦的比赛也一向不容有失。"你可以输掉一个赛季中的其他所有比赛，只要你击败了哈克特斯敦，你仍然可以庆贺。"球队核心安迪·博迪克（Andy Bordick）几年后回忆道。

队长们正在进行动员讲话时，体育馆的一扇门被人用力推开，打断了集会。一位拿着一只白色大盒子的中年男子径直走向体育馆的中心，站在校长的面前。橄榄球队队长们停下来，困惑地看着。沃伦山坐落在一个只有 6000 人的小镇上，所以许多学生认出了这个人：他在当地开了家花店，还有一个在这支橄榄球队打球的儿子。花店老板和校长低声交谈。校长打开随盒子附的信封，之后挥手让球队主教练过去。教练皱着眉头看了看卡片。然后，他把盒子搬到了讲台上。

"小伙子们，我们收到了一件特别的包裹。"教练对着麦克风说，把盒子递给队长们。一位队长对着麦克风大声读出卡片上的内容：

致沃伦山橄榄球队：

请允许我们对你们即将到来的失利表示慰问。我们迫不及待与你们在周五晚上碰面。

此致
敬礼!

哈克特斯敦老虎队

盒子里放着一大束蓝白两色——沃伦山队的队服颜色——的康乃馨。几周前,这些花还新鲜美丽。然而,等到在学校体育馆打开包裹时,花朵早已腐烂。

看台上爆发出不快的呐喊时,一名球员抓起一把康乃馨扔到地板上,狠狠踩上去,就像职业摔跤比赛中那些提前编排好的狗血场景一样。教练拿过麦克风,让大家保持冷静。啦啦队再次开始欢呼。还有数小时比赛就要开始,球员们怒火中烧。

在周五晚上前往比赛场的大巴上,球员们的愤怒显而易见。一名前锋将枯败的康乃馨带上大巴,然后在热身时将它们放在球场上。多年后,球员们回忆起枯败的花带来的侮辱是如何增加了他们感受到的敌意程度,即使对于这些对手,他们本就很厌恶了。在此例中,那种情绪似乎富有成效:在四分卫的强势进攻和他们的严防死守下，沃伦山以 21 : 6 的比分赢得了比赛，随后取得了多年来最好的赛季成绩。

枯败的鲜花包裹是他们记忆犹新的那些高中故事之一。直到多年后，随着年龄的增长，他们才意识到哈克特斯敦队并没给他们送过花。实际上，那是他们自己的教练一手安排的。这种无礼的惊人之举实际上是一种加于自身的心理计谋。教练们想让他们感到愤怒，因为每个人都知道，当内心充满怒火与愤恨时，你的表现会更好。

对吗？

生气时表现更好是否真的有科学依据

在 2016 年夏季奥林匹克运动会期间，游泳运动员迈克尔·菲尔普斯被拍下在赛前故意怒视一位南非对手的瞬间。照片中的菲尔普斯略微低着头，戴着耳机和泳帽。他眉头紧皱。紧锁的双唇甚至让嘴边现出酒窝。一些评论员说，那张脸让他们想起了作势要攻击的狗。这一表情后来被称为"# 菲尔普斯脸"（#Phelpsface），并迅速在网络上传播开来。奥运会结束后，深夜秀主持人吉米·法伦（Jimmy Fallon）邀请菲尔普斯来到自己的节目，教自己如何做出那个表情。

对比一下菲尔普斯与凯尔特人队传奇后卫鲍勃·库西（Bob Cousy）的赛前怒火。在为 1963 年 NBA 总决赛的最后一场比赛做准备时，鲍勃·库西独自在洛杉矶一家酒店的房间里待了 36 个小时。他每餐都让客房服务送到房间里。他不接任何电话。这将是库西职业生涯的最后一场比赛，而独处时光的大部分时间，他都在深思自己对湖人队后卫弗兰克·塞尔维（Frank Selvy）的憎恨。

"如果塞尔维走进那个房间，我可能会冲上去锁住他的喉咙并试图勒死他，"库西在回忆录中写道，"如果有人试图碰我，甚至和我说话，我可能也会杀了他。"对于库西来说，为一场重要比赛做准备意味着酝酿一种向着对手喷薄而出的可控的怒火。之后回想，他认为这种技巧是"作为竞争者的我最重要的资产"。库西称其为他的"杀手本能"。即使在不那么重要的常规赛中，库西也会在比赛前让自己生气，然后希望对方球员在比赛中做一些事情令他愤怒，例如违体犯规。"生气时我的表现更好。"他写道。对于库西，调动那种愤怒情绪是做好心理准备的关键一步。

人们生气时表现得更好是否真的有科学依据？实际上，几乎没有，而相关研究的结果也缺乏确定性。有研究显示，这取决于参加比赛者和其所从事的运动。"老派或传统的教练方法通常基于这样一种信念，即愤怒能让运动员进一步兴奋起来、精力充沛并鼓足干劲。"关于愤怒如何影响运动员方面的主要研究者之一保罗·A. 戴维斯（Paul A. Davis）写道。如今新的训练策略意识到，运动员保持对自身情绪的控制非常重要，以免其因怒气爆发而受到判罚或被罚出场。实验研究表明，在举重或强对抗运动（例如橄榄球或拳击）的比赛之前发怒，可以提升运动员的力量和表现，但愤怒对需要精细运动技能的运动（例如高尔夫球）可能有害。

在体育运动之外，相关证据也好坏参半。让我们考虑一下谈判的过程。有些人认为，愤怒会使人看起来更强大，或者令对方感到恐惧，因此在愤怒时进行谈判会带来更好的结果。但是哈佛大学肯尼迪政治学院前教授基思·艾瑞德（Keith Allred）的研究表明，愤怒通常会通过"加剧冲突、偏见，并令僵局无法化解"，使谈判难以为继。根据《哈佛商业评论》的一篇文章，愤怒还可能降低双方合作意愿并抬升报价被拒绝的概率。该文章得出结论，"将愤怒带上谈判桌无异于在此过程中投下一枚炸弹"。

但是，只想到"怒气冲冲"未免对此理解得过于简单。心理学家认为情感有两种显现方式：我们可以体验到情感，我们也可以表达情感。体验一种情感就是感觉到它，他人无须知道你的感觉。当鲍勃·库西独自怒气冲冲地在酒店房间里走来走去时，他会感受到愤怒的情绪，但由于没人能看到他的行为，所以他并未真正将愤怒表达出来。表达愤怒意味着让其他人意识到你的情绪，不管是通过语言、面部表情还是其他行为方式。迈克尔·菲尔普斯直接在对手面前做出"#菲尔普斯脸"，他非常清楚地表现出了愤怒，无论他自己是否真的感受到了愤怒。

任务执行者也可以利用第三种与之相关但略有不同的感觉。甚至在沃伦山橄榄球队打开腐烂的花的包裹之前，他们就专注于一个特定的对手。球员们开始时并没有生气，生气是在腐烂的花到来之后。但是他们思考的是在非常具体的背景下自己即将贡献的比赛表现。他们不仅仅专注于"尽力而为"（如果他们参加的比赛是赛跑可能会如此），而是通过专注于对手，他们将自己的发挥放在了双方较量的框架中。

事实证明，那是另一种可能影响他们发挥方式的力量。

"垃圾话"狂热爱好者

无论感到愤怒是否可以促进发挥，人们普遍认为向对手表达愤怒可以使他发挥失常。这就是为什么说"垃圾话"（trash talk）已经成为现代体育文化不可或缺的一部分。在拳击等运动中，这是选手赛前准备的必不可少的环节之一。

在美国，言语羞辱最盛行的运动项目是职业篮球。在 2013 年发生的一起臭名昭著的事件中，声名狼藉的"垃圾话"爱好者凯文·加内特（Kevin Garnett）悄悄地告诉对手卡梅隆·安东尼（Carmelo Anthony），他老婆尝起来像"蜂蜜果仁巧克力"，使其在球场上勃然大怒。尽管有不同的叫法，但言语羞辱是全球性的现象。在板球比赛中，他们称之为"滑雪橇"[1]，典型的侮辱包括嘲笑球员的板球技巧，或者像加内特那样暗示与对手的妻子有肉体关系。"你老婆和我孩子都还好吗？"就是一句常见的台词。

曾经，言语羞辱仅限于赛前和赛中，而社交媒体的出现打破了这一限制。如今，运动员可以随时在推特上相互辱骂。

然而，早在推特战争爆发前，有史以来最伟大的"垃圾话"高手就广播了自己有节奏的贬低之词。穆罕默德·阿里（Muhammad Ali）在他的回忆录中描述了他在职业生涯的早期，如何与招摇的职业摔角手"华丽乔治"（Gorgeous George）一起参加广播节目。当电台主持人询问乔治即将进行的比赛时，他回答："我会杀了他；我会卸下他的双臂。如果这个流浪汉打败了我，我会跪在地上爬过拳击场，剪掉自己的头发，但这不会发生，因为我是

---

[1] （板球运动中为分散对手注意力进行的）辱骂。

全世界最伟大的摔角手！"阿里那天晚上去看了摔角比赛，场内座无虚席。阿里意识到，乔治过火的言论引起了粉丝的兴趣，从而帮助公司赢利。阿里回忆说："那时候我才真的开始高喊，'我很美。我是最伟大的。我无法被打败，我是世上最快的两脚动物，我像蝴蝶一样振翅，像蜜蜂一样叮刺'。"

有时，阿里不只是为粉丝而炫耀。他显然是在恐吓对手。1964 年，在与桑尼·利斯顿（Sonny Liston）的首场比赛之前，阿里做了一个周密的计划，要在赛前称重时朝利斯顿大吼并挑衅。"我排练并计划好了每个动作，"阿里后来写道，"就是这样，你这头丑熊，"阿里一边向医学磅秤走，一边冲着他的对手大吼，"明晚你会是我的手下败将……你不是冠军，而是笨蛋。"阿里向利斯顿猛扑过去，准备大打出手。他事先与经纪人一起设计了这个动作，后者此时拉住了他。你即使在 50 年后看到这段剪辑，仍可立即看出利斯顿的表情。他看起来很害怕。

押韵的侮辱之词、自我吹嘘以及击败对手的预言延续下来，成为阿里非凡魅力的一部分。2016 年罗伯特·利普西特（Robert Lipsyte）在阿里的讣告中写道："他的出言和出拳一样有趣，他用滔滔不绝的创意打油诗讲述着自己的人生。"

我们中很少有人能像阿里一样巧妙地贬低对手。但是值得一问的是：如果我们决定一试，它会帮助我们表现更好，或是吓倒对手，使其表现更差吗？

本·康米（Ben Conmy）在英格兰长大，他的父亲是一名职业足球运动员。康米少时也踢足球，快 20 岁时，随着比赛激烈程度上升，言语羞辱的水平也在提高。他说："我参加比赛的水准越高，言语羞辱就越尖锐，越有针对性，恶毒而残酷，那些疯狂的话确实来自 16、17 和 18 岁的孩子。"康米总会口头回击言语羞辱，有时这会使他在场上表现得更糟糕。他的父亲经常责备他，让他住嘴。"完全不必理会他们。回击只会影响你的发挥。"他的父亲会这样说。康米无法控制住自己："对我来说，言语羞辱几乎成了一种赛中赛，而我一直对此感到着迷。"

直至 21 世纪头 10 年，康米来到佛罗里达州立大学攻读运动心理学博士学位，他想将研究重点放在比赛中的言语羞辱上。他的学术导师对此表示反对，因为几乎没有关于这方面的学术文献。"我们不知道你将如何完成文献综述，而且你要怎么研究它？"他们说。康米意志坚决，他说："对我来说，言语羞辱只是体育运动的一个基本组成部分，它可能会影响成败。"他坚持认为这值得研究。

为了安抚他，导师们允许他召集四个小型焦点小组（两个有八名女运动员的小组和两个有八名男运动员的小组）进行初步研究，以确定这是否值得作为学位论文的方向。在小组访谈中，运动员们谈到了自己作为言语羞辱的发起方和接收方的经验。一名运动员格外突出。"那是一个有着天使般面庞的美丽的女子长曲棍球运动员。"康米回忆说。她描述了每场比赛前自己是如何越过中线，并用尽全力大叫的："我要把这根棍子捅进你的屁股。""她会咒骂对手的家人，"康米说，"她希望对手甚至在赛前就认为她已经完全疯了，然后在整场比赛中把戏做足。"康米在小组访谈中将其记录下来，并给教授们看了访谈结果。"他们不敢相信她会说出那样的话，"他回忆道，"他们说，'好吧，着手去研究吧'。"

在最终的论文中，康米认为意在打击对手的言语羞辱的历史与《圣经》一样悠久。当大卫在战斗之前向巨人歌利亚夸口说："我会打倒你，砍下你的头的。"他就是在打击对手的士气。康米将此举定义为"旨在取得超过对手的明显（心理上的或身体上的）优势而刻意进行的语言交流行为"，并阐述了一个概念框架，即言语羞辱会通过扰乱对手的认知和情感状态，干扰其感受到的自我效能感和发挥水平，从而影响其比赛表现。

然后，康米对 274 名大学运动员的言语羞辱经历进行了问卷调查。调查结果显示了大众对其有效性的广泛认可。近 90% 的被调查人认为，言语羞辱直接影响了运动员的表现，四分之三的人认为这可能会影响运动员对自己的信心。超过四分之三的人还说，在他们从事的运动项目中，从篮球、橄榄球到田径和游泳，言语羞辱"总是"或"几乎总是"显而易见的。

数据显示，运动员认为某些对手特别容易受到言语羞辱的影响，而更加自信和专注的运动员则相对不易受影响。其他所有因素等同的情况下，机智巧妙的言语羞辱更加有效，经常重复的言语羞辱也是如此。尽管运动员普遍承认言语羞辱的有效性，但他们也认为言语羞辱可能会适得其反：超过 80% 的人都回想起自己有过这样的经历，当时针对他们的言语羞辱反而激励他们表现得更好。

在学位论文中，康米在问卷调查后进行了一项受控实验，其中有 40 名男子玩了一款叫《麦登橄榄球》（Madden NFL）的电子游戏，其中一些人被允许出言羞辱对手，而另一些人则须保持沉默。实验结果表明，大多数玩家更喜欢出言羞辱对手，因为他们发现这很有激励作用，尽管在出言羞辱对手时，玩家实际上并没有表现得更好，但他们的确表现出自我效能和积极影响的增加。

康米的研究结果与该主题寥寥无几的其他相关学术成果一致。例如，在大卫·W. 雷尼（David W. Rainey）和文森特·格兰尼托（Vincent Granito）2010 年对 414 名大学运动员进行的一项研究中，他们发现，男性运动员比女性运动员、顶级运动员比三流运动员更常出言羞辱对手，他们的目标是相同的：激励自己和破坏对手的稳定。雷尼的一些研究结果令人惊讶。被调查人表示，他们通常在 11 岁时就开始出言羞辱对手。10% 的被调查人说，在言语羞辱中经常会贬低对手的家人，7% 的人承认用过种族侮辱语言。对于女性运动员，言语羞辱经常集中在外表攻击上，占主流的两句冒犯的话分别是"你很胖"和"你很丑"。

康米完成学位论文后，离开了学术界；现在，他以运动心理学家的身份与运动员合作。言语羞辱经常作为客户面临的一项挑战出现在他的工作中。但是他说，随着年龄的增长，他已经意识到这种行为绝不仅仅发生在体育项目中。他认识的一些"垃圾话"狂热爱好者，是在伦敦银行业工作的朋友。"他们会找到竞争对手对冲基金的那帮人常去的酒吧，专门去那里高声谈论自己的投资组合表现有多好。"他说。他指出，HBO 出品的《明星伙伴》（*Entourage*）剧集中的角色阿里·古德（Ari Gold），就是一个不断贬低他人以提高自己表现的商人。

"很多商人都是发展受挫的运动员，或者在年轻时曾是非常好的运动员，"他说，"他们看到了言语羞辱在体育运动中的作用，如果它在体育运动中行得通，怎么会在另一个竞争环境中行不通呢？"

创造一个对手

19世纪90年代，骑自行车成为一种流行的美式消遣方式，爱好者中有一位印第安纳大学的研究生，名叫诺曼·崔普利特（Norman Triplett）。崔普利特喜欢各种体育运动：他参加田径运动，后来成为田径教练，还在一支成人棒球队打过球。但是他对自行车运动员行为的观察，引导他进行了一系列实验，其发现至今仍然被人铭记。

崔普利特通过分析一组1897年自行车比赛的数据，观察了在以下三种情况下，比赛时骑手的速度是如何变化的：无人领骑的比赛（单个运动员为了达到最快速度而各自奋斗）、定速的比赛（单人骑手由一支以预先确定的速度向前行驶的车队协助）和实际比赛（骑手们在比赛中彼此实时竞速）。

崔普利特分析了来自2000多名骑手的数据后，发现跟随领骑人的骑手比无人领骑的骑手每公里平均快21.4秒。此外，彼此竞争的骑手比无人领骑的骑手每公里的速度快将近25秒。崔普利特假设了骑手速度更快的几个原因，包括"吸力"或"避难所"理论（骑手在其他骑手后面跟骑时会获得一种机械优势）以及各种心理学理论。例如，他认为骑手可能会因为竞争对手的存在而被催眠或进入机械性动作状态。

崔普利特最终得出结论说，还有另一种力量在起作用，他称其为生力因素。"这种竞争理论认为，另一名运动员在场会刺激该骑手激发竞争本能。"他写道，而另一名骑手提供了"使其付出更多努力的激励"。

为了验证该理论，崔普利特设计了一场比赛，用到了一个类似于两个并排放置的渔线轮一样的古怪装置，并以 40 名小学生为研究对象，令其参加绕线比赛、双人比赛以及单人竞速。结果显示：双人比赛的小学生始终表现得更好。崔普利特得出结论："同时参加比赛的另一名选手令研究对象释放了通常不可获得的潜能。"

换句话说，当我们直接与另一竞争对手比赛时，我们会更加努力。虽然崔普利特的研究并没有直接探讨为此类比赛做准备的最佳方法，但其结论不无道理，即在开始骑车前，思考对手以及自己击败对手的愿望，也会增加你的动力和活力。

对于参加过任何运动的人来说，崔普利特的结论并不令人意外。"无论如何，竞争会促进动力的产生，无论是因为竞争者想要获胜，还是因为竞争者单纯地不想垫底，"波·布朗森（Po Bronson）和艾什莉·梅里曼（Ashley Merryman）在《优胜者：输赢的科学》（*Top Dog: The Science of Winning and*

Losing）中写道，"即使我们被卷入本不愿参加的比赛，与他人进行比较的事实也会触发我们的竞争本能，我们会更加努力。"布朗森和梅里曼指出，这种现象不仅限于体育运动中。"历史上一些最伟大的团队也因合作者之间的敌对而闻名"，他们写道，提及亚伯拉罕·林肯的"政敌团队"，领导曼哈顿计划的科学家们，以及水星计划的宇航员。

多年来，管理者们一直在尝试在工作场所内利用竞争的力量。尤其是在销售部门，管理者们通过排行榜（告诉每个人谁销量高或低）和比赛（通常以旅行或其他奖品奖赏优胜者）利用人们击败他人的本能驱动力并将其转化为收入。最近，销售部门以外的管理者开始使用"游戏机制"来利用竞争的激励力量。一些大学依靠"强制分布法"评分系统，限制了可以得到 A 的学生人数，在课堂中形成了内置零和博弈的相互竞争的氛围。公司同样使用强制分布法绩效评估系统，只有少数员工能获得最高评价。这种互相作用机制不仅限于我们的工作。如果你佩戴健身手环，并与朋友比较步数多少，你就是在"游戏化"健身，并试图将较量转变为提升表现的因素。

较量与纯粹的竞争有关，但略有不同。虽然我们可以与任何人（甚至是陌生人）竞争，但特定的竞争对象才可被称为对手，对他们，我们会感到增强或特殊的竞争意识。洋基队和红袜队有资格成为彼此的对手，哈佛大学和耶鲁大学亦然。较量在商业中也很普遍：如你所见的可口可乐和百事可乐，或是西维斯（CVS）和沃尔格林公司（Walgreens）。而且，如果诺曼·崔普利特因最初证明竞争可以帮助人们提升表现而被人们铭记，那么当今纽约大学心理学家加文·基尔达夫（Gavin Kilduff）便在努力证明对手带来的这种特殊竞争经历可以进一步提升个人的表现。

基尔达夫小时候与朋友玩电子游戏和篮球时，就第一次发现了这种互相作用机制。他不只是为了娱乐而玩，还不断尝试通过设立锦标赛来增强相互竞争的氛围。他发现与最亲密的朋友比赛时，他总是会更加努力。

在研究中，基尔达夫探索了导致较量的因素，以及较量如何影响表现。在一项研究中，他发现较量是由竞争对象之间的相似性、他们互相竞争的频率以及双方是否旗鼓相当所决定的。例如，在一项对 NCAA 篮球队的研究中，基尔达夫发现，与对手竞争时，球队的防守效率更高，盖帽更多。在另一项要求人们对自己的表现进行反思的研究中，他发现，人们回忆起与对手竞争时，自己更有动力，并且表现得更好；比自我报告的结果更重要的是长跑运动员的实际比赛结果，其中与对手较量的选手确实跑得更快。

基尔达夫说，较量通常带有对抗或敌意，但并不总是如此。"对抗与敌意不见得要一起出现"，基尔达夫说，他提到拉里·伯德（Larry Bird）和"魔术师"约翰逊作为激烈竞争的对手，在场外有着亲密的友谊。

在体育运动中，大多数较量会随着时间自然发展。但是当教练或领导者想要鼓舞自己的队伍，而又不存在真实的竞争时，可以试着用一种显而易见的策略来利用这种互相作用机制的积极影响：创造一个对手。

鱼腩逆袭巨鳄的故事最吸引人

约翰·莱热尔（John Legere）在位于华盛顿州西雅图市郊的贝尔维尤市一栋建筑顶层一间相对不大的转角办公室工作。他的书桌斜放在房间中，后面的书橱上放着一个巨大的电脑显示屏，以至于最初我误认为那是个大屏电视。莱热尔今年 58 岁，但看上去要年轻一些，他中长的黑发被直接梳向脑后，长度到脖子下方。他左手戴着巨大的蝙蝠侠戒指。他的着装突破了"商务休闲"的极端界限：我与他见面的那天下午，他穿着一身黑色和紫红色相间的运动服，紫红色 T 恤，紫红色袜子和定制的黑色和紫红色拼色运动鞋。原来，黑色和紫红色是 T 移动通信公司（T-Mobile）的企业色。T 移动通信公司的首席执行官莱热尔每天都这样打扮。

莱热尔来到 T 移动通信公司前，在美国电话电报公司（AT & T）和环球电讯（Global Crossing）工作了很长时间，当时他通常都穿着西装，打着领带。担任环球电讯首席执行官使他变得富有，当他在 2011 年的并购后离开环球电讯时，他其实并不需要继续工作。但到了 2012 年，他感到无聊，所以当招聘人员打电话给他，请他担任 T 移动通信公司的首席执行官时，他很感兴趣。T 移动通信公司曾隶属于一家德国电信巨头，后者曾试图将其出售给美国电话电报公司，但联邦通信委员会和司法部阻止了该交易。T 移动通信公司的士气无比低落。当时，它是美国四大无线运营商中最小的一家，而且正在苦苦挣扎。莱热尔回忆起他到任的第一天时说："员工们深感失望。"但是他看到了好的一面。"员工的平均年龄是 27 岁，他们很容易振奋起来，"他说，"他们只需要被告知一切都会好起来的。"

为了重整旗鼓，莱热尔采取了一些基本措施，包括与苹果签署销售 iPhone 的协议，以及采取措施改善糟糕的信号覆盖——这一直是 T 移动通信公司的致命弱点。他领导了首次公开募股（IPO），以减少对德国母公司的财务依赖。他试着逐步改善企业文化，例如立即废除了零售员工不得文身或在面部穿孔的规定。但是他更惹人注意的战略是坚持不懈地瞄准和挑战他的竞争对手，并通过不断地贬低竞争对手来振奋自己的员工队伍。

在他到任的几个月内，他就开始不断嘲讽 T 移动通信公司的主要竞争对手威瑞森电信（Verizon）和美国电话电报公司，称它们为"阿呆和阿瓜"。他公开称他们为"笨蛋"。在他作为首席执行官的第一次新闻发布会上，他说："比起美国电话电报公司的覆盖率地图，我看婚恋网站 Match.com 的广告更为诚实。"在超级碗的广告中，他讥讽了威瑞森电信提供更快的数据服务的说法。2013 年，他注册了推特，在不到三年的时间里，他发了17500 次以上的推文。其中许多推文都在抨击其电信竞争对手。到 2016 年，他已经拥有超过 300 万的关注者，其粉丝群体如此庞大，以至推特使用莱热尔的面部图片创建了一个表情符号，这曾是教皇方济各一人独享的殊荣。《快公司》（*Fast Company*）杂志称莱热尔为"满口脏话、语出惊人的美国企业界大嘴"，并表示，凭借他不寻常的着装和发型，他看起来更像是摇滚乐队吻（Kiss）的成员，而不是电信公司高管。

T 移动通信公司首席执行官对贬低企业竞争对手的偏爱是不寻常的。在许多大公司中，高管们甚至不愿说出与之竞争的公司的名称。这些领导者将业务看作一场单人夜以继日的比赛；在此设想下，激励性言辞就是尽力而为而已，而非击败他人。

莱热尔将自己与众不同的心态归因于其运动员背景。"我从小时候起，就是一名长跑选手，我喜欢与人较量。这只是我性格的一部分。"他说。他参加过超过 12 次波士顿马拉松比赛。"我喜欢赢，但是当我让别人输时，我会更享受胜利。"他将自己在 T 移动通信公司的早期战略中的关键部分描述为"选一个恶人"，在本例中即美国电话电报公司。"在人们用上第一部 iPhone 时，美国电话电报公司给人们带来了非常糟糕的体验。被压抑的不满一直存在。"莱热尔回忆，无论何时，只要是与一大群人交谈，他都可以直截了当地问："有多少人的无线运营商是美国电话电报公司？""现在你们当中有多少人讨厌他们？"房间里尽是举起的手。

在 T 移动通信公司所处的行业中，采取竞争策略很可能会带来回报。截至目前，几乎每个美国成年人都拥有一部手机，因此该行业的增长已经停滞。一家公司想要在饱和市场中成长，就必须从竞争对手那里抢夺份额。莱热尔说，该策略之所以行之有效，还缘于人们对无线运营商的不满情绪越来越高，不满的原因在于他所说的行业"痛点"，即惩罚性的长期合同，流量或漫游产生的不透明的奇怪的额外费用，以及客户几乎没有话语权的各种活动。作为回应，莱热尔的策略不仅专注于挑战竞争对手，而且还攻击了市场主导者已经制度化的标准行业惯例。

莱热尔还将自己对（特别是在推特上）出言羞辱对手的喜好归因于这样一个事实：即使身为一家市值 320 亿美元的公司的首席执行官，他也有时间在手。"我离婚了，而且现在我的两个女儿都大了，"他说，"我一个人住。我没有养狗。所以这就是我要做的。"当他在酒吧喝酒时，他说，他喜欢向陌生人发起网速挑战，比赛中，每个人用自己的智能手机登录特定的网站，看谁拥有最快的上传和下载速度。他说自家公司的手机总能排名最前。当他半夜醒来时，他会拿起手机，开始回复客户的推文。听莱热尔描述他的生活方式，你几乎要开始为他感到难过，直到你记起来他拥有一处价值 1800 万美元的曾经属于威廉·伦道夫·赫斯特（William Randolph Hearst）的位于纽约中央公园西的顶层公寓，与乔治·阿玛尼（Giorgio Armani）为邻。

大多数时候莱热尔出言羞辱对手，目的都在于使消费者了解 T 移动通信公司相比威瑞森电信和美国电话电报公司的竞争优势。但是，这种虚张声势还有另外一个受众群体：他的员工。"当我对其他人穷追猛打时，他们非常欣赏。"莱热尔说，讲述了自己经常去客户服务中心，那里戴着耳机的销售代表像迎接摇滚明星一样迎接他。激励员工在客服中心一决胜负并不容易。但当销售代表们目睹首席执行官发布自己的电邮地址，并每天都在推特上抨击公司的竞争对手时，士气就会被鼓舞，从而让他们每天早晨开始一份艰苦的工作时，能够有一种使命感。

莱热尔的有些行为似乎过火得令人不敢相信。至少有一次，他雇用了在空中"写字"的飞机，在美国电话电报公司总部上方的空中潦草地写下贬低之词。在与我会面的前一周，莱热尔在亿贝（eBay）上出价 21800 美元，拍到了在 2016 年夏季奥运会期间将 58 平方厘米的临时文身贴在美国奥运选手尼克·西蒙兹（Nick Symmonds）的肩上的权利。对于莱热尔来说，将 T 移动通信公司徽标贴在西蒙兹的手臂上顺理成章。但在我们见面的那天，莱热尔说自己正在考虑另一方案——由他的推特关注者们提出的建议：西蒙兹的文身应该简单地写着"去他的美国电话电报公司"，而不是为 T 移动通信公司做广告。

在与竞争对手撕扯时，T 移动通信公司是一家攻击大型公司的规模较小的企业，这点有所助益。任何关注体育比赛的人，都见证过了劣势方叙事的内在吸引力——我们不假思索地支持一支有着所谓灰姑娘故事的不被看好的球队。学术研究表明，这种动力在商业中也同样可以发挥作用。乔治敦大学教授尼鲁·巴哈利亚（Neeru Paharia）及其同事，研究了消费者为何以及如何回应将自己定位为处于劣势的企业。例如，在一个向书店顾客发放优惠券的实验中，他们发现，如果消费者意识到小书店的主要竞争对手是"大型的身价数十亿美元的公司"，相比没有意识到这一点的顾客，其购买量更大。除了支持较小的独立品牌之外，消费者"可能还希望惩罚更强大的竞争者，享受目睹他们失败的过程，并在'反抗强权'的过程中获得乐趣"。研究人员写道："在竞争的背景下，除了支持弱者之外，消费者可能还希望惩罚更大、更具优势的品牌，因为它们拥有的权力过大。"

在华盛顿湖对面的西雅图市中心，有一家起初处于劣势，但如今在自己的领域处于统治地位的公司：亚马逊。2014年，当我采访创始人杰夫·贝佐斯（Jeff Bezos）时，我问他如何看待将聚焦于竞争对手作为激励的力量的优点。"有些公司的人一早起床，就会根据竞争者是谁以及如何击败竞争形成内心的想法，"贝佐斯告诉我，"这可能是一种非常有效的策略，但这不是唯一的策略。不仅是激励的问题。那些在亚马逊表现出色的人，大多具有探索者的心态。他们会在早上醒来，边冲澡边想，'我们可以为客户发明什么？'……这两种模型都很有效，并且你在生活中确实可以看到这两种模型。但如果一定要二选一，我会选择执着于客户而非执着于竞争对手……如果你是领导者，执着于客户的文化效果会更好。执着于竞争对手的公司所面临的问题之一，是当他们成为行业龙头时，他们就会失去目标。他们在淋浴时就无事可想了。"然后贝佐斯头向后仰，习惯性地兴高采烈地大笑起来。

莱热尔指出，针对敌人或对手的策略并不一定总是针对一个真实的敌人。有时，对手可能是一个富有生气的想法或概念。莱热尔任期的一段时间里，环球电讯公司在破产边缘摇摇欲坠，此时破产的想法成了敌人。其他首席执行官可能会猛烈抨击诸如"浪费""缺陷""自满"或"官僚主义"之类的想法，这些想法已变成了纯粹的敌人。

无论外界如何看待莱热尔的做法，数据都证明它是行之有效的。当莱热尔成为 T 移动通信公司的首席执行官时，公司拥有3330 万用户。当我们在 2016 年见面时，它有 6600 万用户。公司股价比原来的两倍还多。不过，这位首席执行官仍然坚持认为，就挑战竞争对手而言，他才刚刚起步。"我们还有很多可以做的事来解决客户的痛点，而坏人总是让这件事变得更容易。"

第七章　心理建设小药丸

Psyched Up: How The Science Of Mental Preparation Can Help You Succeed

白领工作者是否应该服用药物以取得更高的绩效？

成为更好的演讲者

斯科特·施托塞尔（Scott Stossel）是《大西洋月刊》的编辑，也是两本广受好评的书的作者。他是一个聪明、才华横溢的人。但是，当他被邀请在电视上、会议上，或在书店里谈论自己的作品时，根据他自己的说法，他就完全是个废人。他出汗，哆嗦，感到恶心，呼吸困难。他甚至可能会晕倒。

因此，为度过工作中最艰难的时刻，施托塞尔会做越来越多的专业人士在做的事：服药。

他的例行流程开始于登台前四个小时，他会服用 0.5 毫克的镇静剂赞安诺（Xanax）。活动开始前一个小时，他会再次服用 0.5 毫克的赞安诺，并服用 20 毫克的心得安（Inderal，通用名：普萘洛尔），后者是一种 β 受体阻滞剂，在美国，已成为患有表现焦虑症的人的首选药物。施托塞尔用一口伏特加酒送下药丸；发言前 15 分钟，他会再喝一口。

当站在讲台上时，施托塞尔会在口袋里装着更多的赞安诺和用两个迷你吧酒瓶装的伏特加酒；如果他在活动期间感到强烈的焦虑，他可能会谨慎地再吞下一粒药或再喝一口酒。如他在关于其疾病的坦率的回忆录《我的焦虑年代》一书中所述："如果我设法找到了最有效点，那是时机和剂量的完美结合，此时药物的感知作用与心理镇静作用以及酒精抵消了焦虑症的生理过度反应，那么我在台上大概状态还不错——紧张但不痛苦，有一点糊涂但仍能清晰地表达自己。"然而，在有些日子里，这种平衡却很难达到。他经常用药过度，以至于看上去神志模糊；还有些日子里，他用药不足，这使他满头大汗，声音颤抖，甚至有可能在演讲中途跳下讲台。

尽管医生们可能不会赞同施托塞尔登台前以伏特加作为辅助之举，但对他使用赞安诺和 β 受体阻滞剂的争议不会太大。他数十年来一直被明确地诊断为患有令人衰弱的焦虑症，并且正遵照医嘱服用处方药。

尽管如此，几乎每个人都对公开演讲感到焦虑。公开演讲者普遍受到心跳加快、口干以及出汗的困扰，以至于这种现象被认为是常态。药物是治疗疾病的工具，但若是几乎所有人都在上讲台时经历过其中的某些症状，怯场的人是否可以从这些药物中受益呢？

对于我的两位作家朋友来说，答案是毋庸置疑的肯定。他们两位都使用β受体阻滞剂，而且并不对朋友隐瞒自己的用药情况，虽然他们要求我在本书中不要写出他们的名字。

以通常的标准看来，这两位朋友都取得了巨大的成功。他们管理着手下的员工，不时出现在电视上。我看过他们在公共场合轻松且自如地演讲。他们本人都是合群、有趣并充满魅力的人。他们看起来并不焦虑。

他们看起来并不像你认为的那种需要药物协助的类型，但是他们都认为β受体阻滞剂改变了自己的职业生涯。

第一位朋友是一位50多岁的女性，曾在大学获得过一次公开演讲比赛的冠军。职业生涯早期，她对着一群同事讲话时从不紧张。然而，随着她年岁渐长，发生了三件事。

第一件是十多年前的一个事件。她的老板要求她在短时间内给一群人演讲。她准备不足，结果很糟糕：她开始流汗，嗓音拉得很高。"当时的情况真的不忍直视。"她静静地说。此后，她开始担心这种情况会再次发生。

随着她事业的发展，演讲已成为她工作职责的重要组成部分。"发生了这样一个转变，我作为演讲者的表现开始直接影响人们对我作为领导者的看法，"她说，"我代表的是公司，如果我做得不好，可能会影响我的年度考评结果。"

第三件使情况复杂化的事情是她写了一本畅销书，开始有人付费请她发表演讲。她记得自己的第一次重要演讲，听众是一群请她坐头等舱飞往活动现场的医生。在她出席活动的前一天晚上的晚宴上，组织者明确表示她是该活动的最大看点。"他们不只是邀请我来填补一小时的空当。我的演讲对他们来说确实很重要。"她说，描绘着自己感受到的巨大压力。

这就是出行前，她找到自己的医生，要求后者给她开一些β受体阻滞剂的原因。医生欣然同意：他以前曾为小提琴手和职业台球运动员开这种药。演讲前她服用了最大剂量。"我通常会有的不良反应，像是出汗、呼吸问题，都没有发生，"她说，"我不知道那是不是由精神压力引起的，但这些药会压抑所有的身体感受。"

从科学上讲，这正是 β 受体阻滞剂应该做的。苏格兰药理学家詹姆斯·布莱克（James Black）于 1962 年发现了这种可用于治疗心脏病的药物。它可以抑制人体对肾上腺素的反应，降低血压并降低心脏病发作的风险。到 20 世纪 70 年代，医生们已经开始使用该药来缓解表现焦虑，尤其是用于音乐演奏者。但是，这还依然是次要用途。β 受体阻滞剂仍旧主要用于改善人体血液循环系统。

布莱克因其发现而获得了诺贝尔奖，当他在 2010 年去世时，《纽约时报》称赞他"延长了数百万人的生命"。

虽然普萘洛尔无法使我的朋友更加长寿，但她说它改变了自己的生活。"现在我演讲时，一点也不感到紧张，演讲已经成为我事业中非常有趣且有利可图的部分。"她说。

另一位 40 岁的作家讲述了一个类似的故事。他在 20 多岁和 30 多岁时曾做过一些公开演讲，也上过电视，但他从来没有遇到过问题。他并不害怕公开演讲。实际上，他很享受这个过程。但是有一次，他在讲台上突然惊恐症发作。因此，在巡回签售活动之前，他请医生给自己开了 β 受体阻滞剂。他服用很小的剂量——半片。他说："这只是为了降低你的身体背叛你的可能性。"

这两位朋友的用药方式略有不同。女作家说自己在大多数演讲之前都会紧张，她使用该药物来减轻这种可预测的焦虑。相比之下，男性作家将该药视为保障措施。他说，即使不服药，他十有八九也不会在演讲时紧张；他服用该药物是为了预防那十分之一的概率，即某事可能引起惊恐症发作。

"该药物对我的帮助无法估量，我现在经常向人推荐它，"他说，"它使我成为更加自信的公开演讲者，从而让我的事业发展得更好。"

"聪明药"真的有效吗

提到"增强体能表现的药物"，我们会立即想到使用禁用物质来锻炼肌肉和更快康复的著名运动员。兰斯·阿姆斯特朗（Lance Armstrong）、马克·麦奎尔（Mark McGwire）、马里昂·琼斯（Marion Jones）……那些因涉嫌（或在某些情况下承认）用药而使其传奇有了污点的运动员的名单似乎每年都在变得更长。

然而，并非只有运动员通过摄入物质（无论该物质是否被禁）使自己的工作做得更好。这种化学增强作用多数是日常生活中的合法而平淡的一部分。比如咖啡因，这种无处不在的兴奋剂。本书第 i 页上介绍的外科医生马克·麦克劳林，大量摄入咖啡因以在手术过程中保持能量。第三章中介绍的 Yelp 销售团队，在下午 3 点左右一口气喝完红牛，为他们傍晚时给潜在的目标客户打电话提供能量。多项研究一致表明，咖啡因可以提升人的认知功能、机敏性和能量水平；咖啡因是一种足够有力的体能表现增强剂，因此根据 NCAA 的规则，血液中含有过多咖啡因的运动员可能会受到处罚。我的雇主与许多人一样，为员工提供了不限量的咖啡，而且如果一天开始不先喝几杯咖啡，许多人将很难完成任何工作。

类似地，许多职业人士用一两杯鸡尾酒预示一天工作的结束。将酒精列为表现增强剂是违反直觉的，实际上，对于绝大多数活动而言，即使适度饮酒也会对发挥有害。然而，尽管存在着巨大的潜在危害，但在某些情况下，谨慎地适度饮酒，酒精的抑制解除特性可以如社交生活的润滑剂般有用。这就是为什么带有商业目的的社交活动通常会在鸡尾酒会上进行。我所在城市的报纸《波士顿环球报》有一个每周刊登的《与丘比特共进晚餐》专栏，记录一对男女的初次约会。引人注目的是，这些约会者中的很多人在准备时会独自喝一杯鸡尾酒。这种行为被称为"借酒壮胆"是有原因的。

纵观历史，这种化学作用的勇气也延伸到了战场上。在

《注射：毒品和战争简史》（*Shooting Up: A Short History of Drugs and War*）中，波兰历史学家卢卡什·卡明斯基（Lukasz Kamienski）记录了各式各样的毒品，包括酒精、鸦片、可卡因和 LSD 致幻剂，它们不仅被士兵们欣然接受，还自荷马时代起就由军官有组织地向士兵供应。卡明斯基写道，许多毒品都是兴奋剂，用于"增强耐力，提供能量，消除睡眠需求，防止疲劳，以及增强战斗精神。它们还进一步鼓舞士气，坚定决心，并刺激好斗情绪"。在战役间隙，士兵们使用诸如酒精之类的镇静剂来应对战斗带来的压力和创伤。卡明斯基认为，考虑到战斗本身造成的两难处境，摄入改变心情的物质是有道理的：尽管人类具有天生的自我保护本能，但士兵经常被迫走向危及自身性命的局面。鉴于这种动力，卡明斯基写道："如果军方不借助药理学的力量，那才会真的令人惊讶吧？"

对于白领员工而言，几十年来的强力增强剂之王一直是安非他明。第一种合成安非他明的专利权属于一位名为戈登·亚勒斯（Gordon Alles）的化学家，该物质于 1932 年以苯丙胺为名作为非处方吸入剂在市面上出售；几年后又被制成药丸出售。亚勒斯是一位异常多产的化学家：研制安非他明的几年后，他合成了相关化合物亚甲二氧基甲基苯丙胺，也就是众所周知的摇头丸的主要成分。安非他明通过提高神经递质多巴胺和去甲肾上腺素的水平发挥作用；它可以抑制睡意，提高注意力，减少过度活跃并减轻抑郁症状。检视最初用于缓解鼻窦充血的安非他明的历史，引人注目的是，人们很快就发现了其他有益用途。到 1946 年，安非他明被用于治疗 39 种不同的临床问题，包括癫痫、帕金森氏病、精神分裂症、酒精中毒、麻醉无意识状态、鸦片上瘾、尿床、偏头痛、抑郁症、结肠易激综合征以及放射性疾病。

这种小药丸开始在药房出售后，安非他明就立即成为第一种被广泛使用的"认知增强剂"[1]，健康的人会服用该药以帮助自己在更长的时间里更敏锐地思考。爵士乐手服用该药让自己得以演奏更长的组曲。垮掉的一代的作家们吞下心形的绿色和橙色药丸；杰克·凯鲁亚克（Jack Kerouac）在为期三周的安非他明狂欢中写出《在路上》。医生们意识到服用安非他明的副作用，包括精神错乱、药物成瘾与死亡。即使如此，很多人依然在服用该药。"尽管反面宣传及关于其潜在成瘾性的报道不断增加，但美国人仍然无法割舍对安非他明的迷恋，"伊莲·摩尔（Elaine Moore）在对该药历史的回顾中写道，"学生、教授、艺术家、音乐演奏者、医务人员、卡车司机、运动员、作家以及演员都成了安非他明最为狂热的粉丝。"摩尔是医学技术专家和健康话题作家，她回忆说这种药物非常普遍，以至于 20 世纪 60 年代末她上大学复习考试时就服用过。为了应对上述风险，安非他明在

1　即"聪明药"。

20 世纪 70 年代受到了更为严格的管制，这可能无意间导致了可卡因的普及。

那时，用于治疗一种新病症的一组新药物正在取代它们。自 20 世纪 30 年代以来，研究人员已经观察到兴奋剂对患有行为障碍的小学生有益；到 60 年代初期，药理学家创造了安非他明的衍生物哌醋甲酯，它更为人所熟知的商品名是利他林（Ritalin）。该药物用来治疗的潜在病症并非新发现：医生首次对注意力不集中及冲动控制不佳的孩子的书面描述，可追溯到 16 世纪。但在 20 世纪 60 年代，心理学家开始更加关注多动症儿童的问题，并使用药物治疗方法。到 20 世纪 90 年代，认为儿童到了青春期多动症自然会不治而愈的传统观念式微，而使用兴奋剂治疗多动症的患者（包括成年人）增加了。根据美国疾病控制中心的数据，到 2014 年，美国 5 至 17 岁的儿童中，略高于10%的人被诊断出患有多动症。对这些孩子来说，好消息是利他林和阿得拉（Adderall）等药物通常可有效地治疗该病。

然而，与早期的安非他明一样，不只是遵医嘱服用治疗疾病的人在使用该药。无处方服用利他林和阿得拉的普遍性至今仍然颇受争议。部分对美国大学生的研究表明，多达三分之一的人从室友或朋友那里获取这些药，而 2016 年的一项研究发现，尽管近年来阿得拉的处方用药数量保持不变，但自述没有处方而依然在服用该药（意即他们从他人处不当取得该药）的处于 18 岁至 25 岁这一年龄段的人增加了 67%。其他人则认为，滥用阿得拉和利他林的问题被媒体夸大了。2015 年发表在《注意力障碍杂志》（*Journal of Attention Disorders*）上的一项研究发现，在 18 岁至 49 岁的美国人中，只有不到 5% 的人曾将利他林或阿得拉之类的药物用于非治疗用途。研究欧洲此类药物的使用率，也得到了类似的低个位数百分比。

无论滥用比例高低，所谓的大规模未经医嘱使用兴奋剂的现象不仅引发了对其风险和副作用的担忧，还导致了人们对基本公平性的疑虑。玛格丽特·塔尔伯特（Margaret Talbot）在《纽约客》撰文写道，在得知她的一位工作中有竞争关系的年轻同事正在使用一种处方兴奋剂，让自己可以通宵达旦地写文章时，她对认知增强剂产生了兴趣。塔尔伯特在文章中谈到了有关认知增强剂的争议的普遍观点。这些故事提到了制药业推动的竞争景象的"军备竞赛"一面。她担忧父母可能给年幼的孩子用药以使其在学校表现更好。塔尔伯特写道："如此下去，我不确定自己是否想要生活在这样的社会中——一个我们比现在更加过度工作且更受科技驱动的社会，我们为了不落后不得不求助于药物；一个我们给儿童吃维生素时还要带上'聪明药'的社会。"

尽管上述图景令人窒息，但人们通过阅读对表现增强药物的了解愈多，就愈会不禁问道：它们对我的工作和表现会有多大的影响？记者乔舒亚·福尔（Joshua Foer）在在线杂志《板岩》上写道，他被阿得拉作为表现增强剂的传言所吸引，咨询了六位精神科医生以评估自己服用该药的风险。医生们一致认为，若没有不宜用药的病症，偶尔以低剂量使用，"可能无害"。

于是他尝试了一个星期。"效果简直不可思议。"福尔写道。他取得了自己玩在线字谜游戏的史上最好的成绩。他读了 175 页信息量极大的难懂的文本。"就好像我被一只受过放射性感染的蜘蛛咬过一样，"他写道，如此形容自己蓬勃的工作效率，"当我尝试在服药后写作时，就像我的肩膀上坐着一个天使唱诗班一样。我几乎不用思考就文思如泉涌。常让我好奇自己是否收到新邮件的那部分大脑显然停止运转了。通常，我一次只能盯着电脑屏幕约 20 分钟；吃了阿得拉，我可以连续工作一个小时。我没有感觉自己变得更聪明，或者思维变得更清晰。我只是觉得工作更有指向性，不受杂七杂八的想法干扰，不再空想。感觉就像我正在清除那些掩盖了我真正能力的灌木丛一样。"

但是，福尔同时写道，自己在服用阿得拉后创造力不足，就像蒙着眼罩思考一样。他叙述了服用该药物的所有潜在弊端，包括失眠，因未开处方持有该药物而被逮捕的风险，以及在身体或心理上对该药物形成的依赖。他承认在撰写《板岩》这篇文章前吃了一粒药。虽然他未保证自己不会再次服用该药，但他暗示自己不愿在将来再服用。

让一支军队三天三夜不休息连续作战

21 世纪初，戴夫·阿斯普雷（Dave Asprey）在沃顿商学院攻读几乎相当于全日制工商管理硕士课程的同时，还在一家初创公司全职工作。他疲于应付。"我的脑子都不太正常了。"他说。他最终还是去看了精神科医生和心理学家，前者给他做了脑部扫描。医生们想给他开阿得拉的处方，但经过一番查阅研究，阿斯普雷建议医生给他再开一样处方药莫达非尼——一种在 1998 年获美国食品药品监督管理局批准的抗嗜睡症药物。

莫达非尼由塞法隆制药公司（Cephalon）以普罗维吉尔（Provigil）为品牌名出售，最初用于嗜睡症的治疗，后来被批准用于治疗睡眠呼吸暂停以及由轮班工作引起的睡眠障碍。本书序言中提到的神经外科医生马克·麦克劳林说，他的一些同事会使用该药使自己在深夜手术中能保持清醒。在与麦克劳林交谈之前，我甚至从未听说过这种药物。不只是我：戴夫·阿斯普雷咨询过的心理医生也是在谷歌搜索后才知道该药。但是精神科医生给他开了处方，让他两种药都试一试并进行反馈。

阿斯普雷讨厌阿得拉。"这药的反应太强了，对人没有好处。"他说。莫达非尼的效果却很好。阿斯普雷说："莫达非尼让你要做的任何事情都变得容易得多。"这种药物令他保持专心致志与精力旺盛。阿斯普雷完成了工商管理硕士课程；他的创业公司获得了成功并得以被收购，其时阿斯普雷的个人股份价值 600 万美元。"莫达非尼挽救了我的事业，让我能够拿到学位，"他现在说道，"八年来，我几乎每天都吃它。"

莫达非尼不是安非他明类药物。该药于 20 世纪 70 年代在法国发明，目前其作用原理尚不完全清楚，但已证明它通过影响大脑中的化学物质来提高人的机敏性并赶走睡意。像安非他明一样，莫达非尼可提高多巴胺水平，但其作用较为缓和，这使得研究人员得出结论，认为滥用莫达非尼的风险较低[1]。该药也不会引起相同程度的神经过敏。该药在军事环境中被反复试验，研究对象既包括飞行员也包括地面部队。在相关研究中，士兵不被允许睡觉的时间长达 64 小时，之后他们服用不同类型的药物，并参加认知测试。该药的发明者，法国睡眠研究学者米歇尔·朱维特（Michel Jouvet）曾经吹嘘莫达非尼"可以让一支军队三天三夜不休息连续作战，而没有严重的副作用"。到 2008 年，科技作家迈克尔·阿灵顿（Michael Arrington）将其认定为一种广受

1　莫达非尼、利他林、阿得拉在我国属于严管的第一类精神药物，相应作者观点仅反映美国国情，不足效仿，更不代表编者及译者立场，请读者明加甄别。——编者注

硅谷企业家青睐的药物。2013 年，《纽约》杂志为其贴上了"华尔街首选新药"的标签。美国广播公司新闻节目称它为"大脑伟哥"。在互联网上，"生物黑客"网站中满是称赞它的溢美之词。

使用者描述该药如何使他们感到异常清醒和警觉。他们谈到自己连轴辛苦工作，比如通宵编程或写作，却不会像平时那样因长时间工作而导致工作质量下降。他们的描述与心理学家米哈里·契克森米哈赖（Mihaly Csikszentmihalyi）所描述的"心流"非常相近："这种状态下，人们忘我地投入一项活动中，似乎其他都不重要；这种体验本身是如此令人愉悦，人们为了再次体验这种感觉，甚至不惜代价。"

该药物已经被研究了 20 年。2015 年的一项元研究贡献了目前最全面的综述，回顾了自 1990 年至 2014 年对健康且睡眠质量良好的研究对象进行的 24 组安慰剂对照实验，考查人们在简单的注意力、执行功能，记忆力和创造力测试，以及更复杂的任务中表现如何。结果表明，特别是更复杂的任务的实验，该药物帮助人们在大多数领域表现更好，对情绪没有不利影响，而且仅出现了罕见的轻微副作用。研究人员得出结论："莫达非尼也许称得上是首个经过充分验证的药物'益智'剂。"（"益智"指增强认知功能。）

2015 年的研究引发了新一轮的宣传。"你应该吃莫达非尼来获得加薪吗？"《大西洋月刊》提问。记者奥尔加·卡赞（Olga Khazan）并未正面回答，但论据似乎倾向于肯定。她报道说，研究证明无须担心安全问题，并且莫达非尼比安非他明类药物（如阿得拉或利他林）更安全似乎已形成强烈共识。"数以百万计的人在服用莫达非尼……然而，投行人士和企业律师并没有死在办公桌前。"她问道："如果该药像现有研究所显示的那样安全，那么任何人都可以服用吗？有朝一日，公司甚至会鼓励员工服用使他们更努力地工作的药吗？"

自十多年前首次尝试，阿斯普雷便成为该药最为忠实的支持者。莫达非尼只是阿斯普雷用来提升自身生活的众多"生物黑客"工具之一；他以畅销书《防弹饮食》（*Bulletproof Diet*）的作者身份而为人熟知，该饮食法提倡在晨间咖啡中添加一种特殊的黄油。他还服用一些特殊的维生素补充剂。阿斯普雷的传记说，他减掉了 100 磅体重，获得了相当高的智商分数，并通过坚持该养生法降低了自己的生理年龄。如今，他管理着一个庞大的商业帝国，销售养生片剂并提供服用建议。当我问他是否借兜售该药牟利时，阿斯普雷坚持说："我从未从莫达非尼的销售商那里赚过一分钱，也未靠推销该药赚钱。"

当我告诉他，我看过一份新闻报道，说奥巴马总统可能在海外出访中服用了莫达非尼时，阿斯普雷回答说："如果他不这样做，他就是愚蠢的。如果你是西方国家的领袖，你要出国，而你可以服用某物完全消除时差影响，有一丝道义责任的人都应该会选择吃药吧？"

阿斯普雷对那些出于道德原因不使用认知增强剂的人表示不屑。数百年来，人们一直在利用技术来取得更好的表现，与其批评早期技术采用者，更应该去质疑那些弃权的卢德派分子[1]，问问他们为什么甘愿表现出低于标准的水平。如果我用老式打字机写这本书，那你会认为我是个怪人，而阿斯普雷会以同样的方式看待那些反对像莫达非尼这样的药物的人。"我不知道为什么某些人在书中说这样不行，"阿斯普雷说，"用火来取暖算'作弊'吗？我认为这是生活在由清教徒建立的社会中的残留影响。并无合理的理由说提供有益于生活质量的药物是不行的。是的，服用莫达非尼有风险，但其风险与服用布洛芬[2]这样的药物所带来的风险是一致的。"——换句话说，风险极小。

阿斯普雷是个聪明且成功的人，但其给我以强行推销的观感，使我对他的赞辞持怀疑态度。在我与他交谈后的几周里，我的网络浏览器一直在推送他专卖的脑辛烷油的广告。无论如何，

1　反对技术进步（尤指引进新机械或方法）的人。

2　异丁苯丙酸（镇痛消炎药）。

阿斯普雷说他不再经常服用莫达非尼，他的饮食和辅助剂养生法在很大程度上使服药变得没有必要。但他还是会在背包里放一片药。知道自己如果需要，药就在身边，让他感觉更好。

以身试药

一个冬日的夜晚，我坐在一家诊所拥挤的候诊室里。我来这里是为了见一位取得认证的护理专家，并且我带了一张购物清单。到现在为止，我已经从他人那里听够了对表现增强药物之奇效的赞美。是时候亲自尝试一下了。

护理专家打开门。我走进去，坐在她装裱的文凭下方的椅子上。她全程都使用平板电脑。她要求我提供个人信息，包括姓名、地址、雇主及保险。然后她说出了经典的开场白："那么，今天你为何而来？"

我对她实话实说：我是来按处方加开安眠药的，我希望能再尝试两种其他药物。

首先，我要求再开些我因失眠而偶尔服用的安眠药。护理专家在将我的信息输入平板电脑的同时，就我的整体健康状况、家族疾病史及我的心理健康，与我进行了冗长的讨论。

当她问起我的职业生涯时，我告诉她，我大部分时间都在写作和编辑，但是我的工作确实需要偶尔进行公开演讲。30多岁的时候，我因工作需要定期出现在电视上。尽管这在我目前的工作中很少见，但有时仍然会发生。当要上电视时，我会经受表现焦虑症的标志症状：口干、嗓子紧和心跳加快。我的孩子在电视上看到我时，他们嘲笑我当时难以控制地眨眼。我告诉护理专家，我的朋友在演讲前服用 β 受体阻滞剂。"他们说，药物消除了自己紧张情绪的生理表现，对他们的事业产生了很大的影响。"我说。

护理专家赞同地点头。她有过使用普萘洛尔效果很好的患者。实际上，她突然皱着眉头，看上去有些恼火。那天早上，她看过一个病人，后者因为自己在求职面试中非常紧张而苦恼。回想起来，护理专家说她希望自己给那位病人推荐了普萘洛尔，当即还写了便条以提醒自己稍后打电话给那位患者，就此进行讨论。看来她很乐意给我开这种药。

我将对话引向清单上的下一个药品。我解释说，我的下一本书的项目已经快要进入收尾阶段了。尽管我以前写过书，但最近我发现自己很容易分心。我同时做好几件事，频繁地查看我的电话、电子邮件和社交媒体。有时候，我做不到注意力集中。我读到有一种叫莫达非尼的药物，可以帮助提高注意力。我想知道这种药能不能帮到我。

她似乎很怀疑。她解释说，莫达非尼通常用于治疗嗜睡症或轮班工作引起的特定睡眠问题。她说，由于这两种情况均不适用于我，因此这是未按标明用途的使用，而且她不确定我的保险计划是否覆盖此药。

我强调，我不想尝试任何不安全的药物。但我解释说，在接下来的几个月里，我急于赶在截稿日期前交稿，我将在某些晚上熬夜，以完成这本书。我说："我绝对不是要找一种我每天都会吃的药。我只打算在少数几天服用，只当我想要非常专注和高效时。"

她在听，但她也在摆弄平板电脑。我意识到她仍然专注于我的保险是否覆盖莫达非尼的问题。我告诉她，我对费用不是很担心。真的，那能花多少钱？她轻击了几个按钮。"看来 30 天的用量的费用为 923 美元。"她说。啊！我倒吸一口气，但我告诉她，我更担心这种药在医学上对我是否安全。话说到这个份儿上，我猜她会拒绝给我开莫达非尼的处方。

我猜错了。"实际上，从医学角度讲，我会更担心 β 受体阻滞剂的副作用。"她说。因为这种药物会引起头昏目眩和血压下降。她觉得这两种药都是安全的。她谈到，有必要在我不公开演讲时，尝试服用小剂量的 β 受体阻滞剂，这样可以在实际压力极大的情况出现前，了解我的身体会如何适应药物。服药时，我不应该摄入太多咖啡因或任何酒精。

当我们结束讨论时，她用平板电脑向我住所附近的西维斯药店发送了两个处方。第二天，我去取药时，我准备好了支付巨额账单。而实际上，我的保险覆盖了莫达非尼；各 30 片的普萘洛尔和莫达非尼，总共自付金额为 14 美元，并且每个处方可续开三次药。

那些药片太神奇了

几天后，在"总统日"，我花了半小时驱车前往我就读的大学，在图书馆坐定。刚过上午 10 点，我吃下第一片 100 毫克的莫达非尼。

让我们预先明确，从实验的角度来看，这是个非常糟糕的实验设计，与双盲对照研究截然相反。我已经读过很多关于该药的有效性的文章，所以安慰剂效应的发生概率很高。我希望该药能产生作用，并且相信它会的。而且我是在大学图书馆尝试该药，我喜欢在这里写作，在这里我异常专注、高效。

即使没有药物协助，我今天也可能会写很多，因此很难说吃了莫达非尼后，我的工作效率提高了多少。尽管如此，吃完药后，我连续工作了 11 个小时，中途只休息了几次，我比平时更少分心，注意力更加集中。我进入了心流状态。我对时间的感觉变了；我保持专心工作，时间很快就过去了。11 个小时结束时，我感觉没有像平时那么疲惫。当我收拾公文包准备回家时，我觉得要不是必须在第二天早晨上班前睡个好觉，我大概还能继续工作几个小时。

莫达非尼的副作用极小——有时我会稍微察觉到自己的心跳；我的食欲似乎略有减弱，仅此而已。

在接下来的几个月中，我服用过六次莫达非尼。我也说不清是什么原因，但它似乎从来没有像第一天那样有效。我在做杂志社的工作时吃过一次，虽然我稍微专注了一点，但在我的开放式格子间里干扰太多，因此效果不如在图书馆时那样明显。之后一次，我在图书馆工作了 10 小时，我发现虽然我的头脑很灵敏，但莫达非尼在缓和其他身体疲劳迹象（长时间坐在椅子上用键盘工作导致的背部、手臂和肩膀酸痛）方面毫无作为。这种非认知性的疲劳限制了我马拉松式工作的时长。在服用莫达非尼的又一个漫长而有成效的工作日结束后，我睡眠质量奇差，梦境也异乎寻常地逼真；那之后，我有点不愿意再试一次。

我试用莫达非尼的体验比试用普萘洛尔要好。在我拿到新处方的几周后，按计划我要在一次会议上，当着 75 名观众主持专题研讨会。该活动在周四举行。周一和周二，我先试了试 β 受体阻滞剂，我服用了 10 毫克，但没有明显的效果。周三，我把药丸留在了我停在机场的车里。我主持专题研讨会时没有服药。我草拟了很多问题，并事先与小组成员通了电话，所以我没有特别紧张，会议进行得很顺利。

在我等待下一次尝试普萘洛尔的机会时，一个周日的晚上，我收到了一位密友的短信。他入职一家大型公司担任重要职务六个月了。周二上午，他要单独向首席执行官做两小时的汇报，概述他重振一个没落部门的战略。这位首席执行官是著名人物，我曾在商业杂志上读到过对他的介绍。尽管我的朋友与首席执行官一起参加过大型会议，但这将是他们首次进行实质性的一对一互动，我的朋友忧心忡忡。他听说有新高管在搞砸了向首席执行官的首次汇报后被解雇。"我已经做过太多次公开演讲，紧张对我来说一般不是问题，"我的朋友说，"我准备得很充分，但是我真的很焦虑。成败在此一举。"他尤其担心自己会出一身汗，这种情况在他之前感到非常紧张时出现过两次。

他直奔主题："就是那些你跟我说过的缓解表现焦虑症的药，你知道的。我明天上飞机之前，可以从你那里拿一些吗？"

我拒绝了。尽管我不是律师，但我觉得把处方药给别人是不合法的。但是他一直没放弃："拜托了，帮帮兄弟吧。"我想帮忙，但除了法律方面的问题外，我还担心如果他有药物不良反应，我在道义上是负有责任的。他没有足够的时间去咨询自己的医生：这是周日的晚上，第二天一早 6 点 20 分他就要去机场。

我想出一个折中方案。我告诉他："好吧，夜里我会把药给你送去。"然后我开车去西维斯药店，花了 10 分钟在维生素货架通道仔细察看，看药片的颜色和形状，以确定哪种维生素最有可能伪装成处方药。我买了一瓶维生素 B_{12}，然后将五片药装进信封，用胶带粘在他的门上。我给他发了详细的用法说明：汇报前 90 分钟吃一片，如果还感到紧张，就在汇报前 15 分钟再吃一片。

第二天早上，他在飞机上给我发短信："这种药叫什么？""普萘洛尔。"我说谎了。他用谷歌搜索了普萘洛尔，并开始阅读线上评论。"哇，大家真的都在夸这东西。"他说。

周二，我给他发短信："事情顺利吗？""很顺利，"他回复道，"那些药片太神奇了。"

后来，我在电话里听他说了情况。我必须强调，汇报进行得很顺利的主要原因，是他花了数周时间进行准备，而且他有出色的表达能力。但他仍然相信是药起了作用。"如果没有这种药，我不确定自己能否过关。"他说。知道（或更确切地说，认为）有一种药物可以消除声音颤抖或满头大汗的可能性，使他感到放松……当然，放松显著地降低了声音颤抖或满头大汗的概率。

在首次向首席执行官汇报的两周内，他去看了医生，拿到了自己的普萘洛尔的处方。

我只希望真正的药物和维生素一样有效。

滥用药物的界线

我朋友的妻子不高兴。她认为汇报前服用普萘洛尔是作弊，这与奥林匹克运动员使用兴奋剂没有什么不同。"你会上瘾。没有它，你就没办法做汇报展示。"她警告他。她还认为服药是软弱的表现。她说："如果你手下的人在见你之前吃抗焦虑症的药，你会怎么想？"

我妻子也不高兴。她知道我已经吃了几次莫达非尼，而她不赞成我的行为。"你真的希望人们知道，你用药物来提升工作表现吗？"她问道，"你想给将来上大学的孩子传递这种信息吗？"

其他问题浮现在我脑海中。服用这些药物和滥用它们之间的分界线在哪里？仅仅因为有可能说服有开处方权限的医疗专业人员，你需要这种药，就代表你可以服用它吗？处方药在何种程度上应仅用于解决问题，而不是"改善"健康人的生活？

这些并不是新问题。在我第一次尝试莫达非尼的大学图书馆的书库中，有许多书不仅着眼于这一宽泛的问题，而且还探讨了对于特定药物，该问题如何适用。例如《倾听百忧解》（*Listening to Prozac*）、《驳斥利他林》（*Talking Back to Ritalin*）及《阿得拉帝国》（*the Adderall Empire*）等。

关于"生物黑客"的伦理学和药物驱动的认知增强的深入讨论，超出了本书的范围；现在已经有很多相关方面的书籍。但我选读了这些文献。根据我所看的内容，我一直在想三方面问题：

第一，有一些聪明人提出强有力的证据，支持更多人轻易获得认知增强药物。在一个极端的例子中，里士满大学哲学教授杰西卡·弗兰尼根（Jessica Flanigan）在 2013 年的期刊文章《全民的阿得拉：为儿科神经增强剂辩解》中提出，儿科医生应该乐意考虑给每个孩子开这种药，无论其是否被确诊为注意力缺陷 / 多动障碍。她将这些药物的使用，与非急需施行的整容手术进行了比较。鼓励在医生指导下对这些兴奋剂的合法使用，还可以蚕食通过黑市获得的无处方用药。一些批评家认为无处方用药目前很普遍，特别是在大学校园。我不认为弗拉尼根的论点令人信服，但她证明了，不只像戴夫·阿斯普雷这样的自我实验者在呼吁放开对这类处方药的监管；实际上，这个群体还包括那些以学习及教授医学和伦理学交叉学科为业的人。

第二，即使你认为知道自己在这个问题上的立场，医学伦理学家也可以找到新的角度，使你对自己的立场产生怀疑。例如，在2014年有关莫达非尼的伦理学的期刊文章中，朱莉·坦南鲍姆（Julie Tannenbaum）提出了一系列发人深省的问题。如果使用莫达非尼的主要目的是让人们工作或学习的时间更长，那么人们所从事的工作类型是否会对效果产生影响？尽管大多数传闻中都描述了白领脑力劳动者吃这类药，以取得事业上的成功或赚到更多的钱，但如果所涉及的工作是单调乏味的苦差事，而老板却强迫员工服药，又该怎么办？或者，如果服用莫达非尼的人是一名研究员，通过长时间工作，她能够实现一些更远大、无私的目标，譬如治愈癌症，又该如何？

坦南鲍姆还挑战了莫达非尼主要有益于职场生活的传统思维。如果通过减少我们的睡眠需求，该药可以使我们将更多的清醒时间投入业余爱好、与亲人一起度过美好时光，去博物馆，或学习弹钢琴吗？坦南鲍姆写道："这使我们看到了莫达非尼的主要潜在优势……更多的自由时间，即无须工作的时间。虽然莫达非尼不会延长人的寿命，但确实会增加人清醒的时间，因此也算是某种形式的延长寿命。加之，延长的时间可以发生在一个人的身心状态的黄金时期，而不是仅仅在生命的尽头增加时间。"与其将莫达非尼视为人们不停歇地工作的反乌托邦世界的一部分，不如将它视为乌托邦式未来的一部分，那时人们会更少"浪费"生命来睡觉，有更多的时间享受工作之外的乐趣，那又会怎样？

当我阅读这些论文时，我想到了第三个问题：我们区分药物增强剂和非药物增强剂的分界线是不是太细了？虽然本章重点介绍了两种可以帮助人们更好发挥的处方药，但是还存在一个维生素和药草补充剂的庞大产业，许多人认为二者具有类似的功效。服用某些维生素或营养素与服用莫达非尼，是否在伦理上或道德上有所区别？仅仅因为美国食品药品监督管理局的官员决定服用莫达非尼需要处方且费用可被保险覆盖？如果有，明显的分界线在哪里？

有一天，当我收到一家名为"液体融合"（Liquifusion）的公司的电子邮件时，我正在深思这一问题。该公司推销静脉注射维生素，旨在让使用者提高机敏性，提升精力，甚至增强性能力。"静脉疗法，尽管以前只有运动员和名人在用，现在人人皆可拥有，"该公司的公关人员写道，"我很想邀请您参加免费的液体融合IV段治疗。"她甚至愿意派人来我家里或办公室给我打针。我没接受。吞咽处方药比注入提升能量的维生素更好还是更坏？

就我而言，我很乐意随时预备着普萘洛尔，以便在极少数上电视或演讲的场合服用。我没有彻底排除服用莫达非尼的想法，但我希望并期望自己极少使用它，如果我真的要服用的话。我妻子所说的我的孩子求助药物以更好地学习的景象，对我的观点产生了极大影响。我们一直不鼓励孩子们熬夜去完成家庭作业，认为如果他们能够掌控自己的学业，并提前计划，就没有理由通宵达旦。如果他们在课堂上始终处于落后状态，则需要找老师交谈，了解自己是否做错了什么，或者确定他们是否根本就不适合这门课。

对我来说也应该如此。虽然在忙碌时，需要超水平发挥来短暂冲刺是很正常的，但我不想每天持续工作 14 个小时。如果发现自己经常需要莫达非尼，才能在工作中取得成功，那可能是一个信号，表明我需要重新考虑当前手头要做的事情，或者干脆调整供求等式中的需求，而不是尝试以化学方式增加我劳动力的供应。

然而，在 8 月一个温暖的夏日之夜，这些高尚的想法被抛到九霄云外。我正在参加为期两天的 20 人年度高尔夫锦标赛——

一个和当地朋友一起参加的自我炫耀、贬低对手的赛事。我毫无争议是小组中最差的高尔夫球手。周五——我们比赛的第一天，即使以我的低标准衡量，我的表现也非常糟糕。整个下午，我都觉得紧张，尤其是当我开球时，我一直不断地把球打入长草区。

那天晚上的团体聚餐上，我闷闷不乐。出于对坐在我对面的一位知道我的出书计划的朋友的同情，我半开玩笑地说："我今天真的很需要来点 β 受体阻滞剂。"

事实证明，这位朋友在进行重要工作汇报前会服用 β 受体阻滞剂，而且他的旅行袋中装着他的医生开的普萘洛尔。因为他知道我有自己的处方，所以他乐意分我一些。第二天早上，在高尔夫球练习场上，他递给我一个装有两片药的塑料袋。在我们开球之前，我吃了一片。在发球台上，我感到异常平静与自信。我与前一天判若两人，稳稳地击中了球。多亏了预先加给落后选手的同情分，我早早以两洞领先；在第九洞，我在巨大压力下完成推杆，使我的队伍领先，排到了第九名。我的比赛搭档——一个水平高出我很多的高尔夫球手，无法进入状态，只能由我来扛起比赛。在药物协助下，我能够应对这一挑战。

到了下午，随着药物功效逐渐消失，我的推球技巧逐渐减弱。我再次在 20 人中得分最低。我们的 10 人团队输了，但是直到第十六洞之前，我和我的搭档还有赢得比赛的机会。"丹今天超水平发挥了。"我的对手在各队聚集准备赛后小酌时说道。显然，PGA 禁止使用 β 受体阻滞剂是有原因的。

由于我不是 PGA 选手，因此这些规则不适用于我。而且在这次静定自若的表现后，我现在会放一瓶神奇药片在高尔夫球包中。

后 记

在我最年长的孩子 16 岁生日那天，即我开始写这本书不久，我经历了为人父母的重要时刻：我开车送她到机动车登记处取得实习驾驶执照。要拿到实习驾照，她需要通过一个共 25 道多项选择题的交通规则测试。她有点紧张。所以我跟她说了一些鼓励的话。

"你会考好的，"我说，"记住，你只需要答对 18 道题，所以你即使有 7 道题不会，也还是能通过。"我停顿了一下，考虑还有什么要说的。"你知道有 85% 的人第一次就能通过吗？"我说。这是个谎言：我不知道真实数据，但我觉得这个假数据听起来让人宽心。最后我强调，如果她没过这小小的一关，后果也并不可怕："即使你没通过，我们也可以下周再来，让你再考一次。"

尽管当时我不知道，但心理学家对这种适得其反的任务前激励方法有一个术语，叫作"防御性悲观主义"——一个形容我的作为的高大上的词。我总是会告诉我的孩子们最坏的情况，然后解释清楚即使最坏的情况发生也没什么大不了的，来让他们做好心理建设。

如果你已经读到了这里，我希望你能意识到这不是最佳方法。它会使接收方想到失败，相反，你此刻应该让他们想起自己的长处，回顾任务执行策略计划，以及帮他们树立信心。

我不会再用这种讲话方式来鼓励人了。这只是我在学习了本书所阐述的经验后做出的改变之一。

我希望前面的章节也能让你对自己的任务前例行流程做出一些改变。尽管本书并非一本明确的自助书，但我希望它能帮助你认真思考，如何充分利用执行任务前的最后时刻，以及找到最适合自己的心理准备技巧。

为了帮助你完成此过程，最后，我想快速总结一下由于编写本书，我加到自己的"任务前工具包"中的工具。

毫无疑问，不是每种技巧都适用于所有人。我没有学着去做第一章中所说的注意力集中训练，我更喜欢重新评估的技巧，告诉自己我很激动而不是紧张。我很少贬低对手或与人对抗。由于我不需要领导团队，因此我的动员讲话仅限于对我的孩子们，而他们大多时候都无视我。

本书中的其他技巧已成为我傍身之技的一部分。尽管我不像西点军校的长曲棍球运动员那样听定制的音轨，但在执行任务前，我确实会通过重读自己的最佳作品，或回听我曾做过的格外清晰流利的电台采访，来增强信心。我听从加里·莱瑟姆的建议，在我的办公室墙上挂满了我最成功的杂志文章的图片。我发现 β 受体阻滞剂在某些情况下是对抗神经紧张的有效之法。

在健身房里，我更注意自己在锻炼前和锻炼中听到的音乐。对于像写作这样的认知工作，我明白了作为一个内向的喜欢安静的人，任何音乐都无法比悄然无声对我更有益，因此，我已经把我的播放列表换成了耳塞和工业风的隔音耳机。

尽管我不常用它，但我仍然把马尔科姆·格拉德威尔的幸运键盘放在办公室的桌子上，以备不时之需。

思考自己何时以及以何种频率使用自己的一套技巧，也有助益。回想一下斯坦利·麦克里斯特尔关于动员讲话的智慧：他极少对每晚要执行三项任务的特种部队进行动员讲话，因为如此频繁地使用任何工具，都必定会削弱其作用。对于本书中讨论的大多数工具也是如此。如果你避免每天使用，而是将它们留在你的表现会对生活和事业产生重大影响的特殊日子去使用，那么它们将是最有效的。

再次强调，我在一开始就说过的话仍然适合为本书收尾：没有什么可以代替专注的练习，而且要进行大量练习。做好心理准备是在多次排练基础上的锦上添花，以期给自己一点激励和增量优势。

在我们注重表现的文化中，一点激励可以带来很大的不同。

致　谢

如果我过去的几年没有因担任《哈佛商业评论》的编辑而沉浸于学术研究中，那么这本书就不会存在。我很幸运能得到这份工作，并有阿迪·伊格内修斯（Adi Ignatius）、艾米·伯恩斯坦（Amy Bernstein）、萨拉·克利夫（Sarah Cliffe）和克里斯蒂娜·波茨（Christina Bortz）这样的老板，支持我工作外的写作。我还要感谢《哈佛商业评论》的同事艾米·米克尔（Amy Meeker）、玛莎·斯波尔丁（Martha Spaulding）和苏珊·多诺万（Susan Donovan）对我编辑工作的熟练协助，还要感谢凯伦·迪隆（Karen Dillon）帮助我取得这份工作。

我与莎拉·雷诺恩（Sarah Rainone）商讨了本书的构想。蕾娜·克什（Rena Kirsch）负责了早期研究。马特·马洪尼（Matt Mahoney）提供了至关重要的事实核对。简·卡沃利娜（Jane Cavolina）修改了手稿。马克·斯塔尔（Mark Starr）、大卫·卡普兰（David Kaplan）、艾米·米克尔、迪恩·施特雷克（Dean

Streck）和克里斯·贝萨尼（Chris Bersani）阅读并评论了部分手稿。蒂姆·沙利文（Tim Sullivan）阅读了整个手稿，并在项目的整个过程中提供了重要的指导。我非常感激他。

在建议参考有关资料、提出想法以及提供其他支持方面，感谢亚当·布莱恩特（Adam Bryant）、布拉德·斯通（Brad Stone）、约翰·卡特（John Carter）、科琳·卡特（Colleen Carter）、弗兰克·塞斯佩德斯（Frank Cespedes）、马克·罗伯奇（Mark Roberge）、大卫·卡普兰（David Kaplan）、内特·津泽、亚当·罗杰斯（Adam Rogers）、大卫·莱福特（David Lefort）、布鲁克·哈默林（Brooke Hammerling）、艾莉森·比尔德（Alison Beard）、斯科特·贝里纳托（Scott Berinato）、恩盖伊·克劳尔（N'Gai Croal）、马克·佩瑟（Marc Peyser）、拉菲·穆罕默德（Rafi Mohammed）、基思·法拉奇（Keith Ferrazzi）、基思·诺顿（Keith Naughton）、克里斯蒂安·梅格里奥拉（Christian Megliola）、史蒂芬妮·芬克斯（Stefani Finks）、戴夫·利文斯（Dave Lievens）、苏珊娜·梅多斯（Susannah Meadows）、马特·韦斯特（Matt West）、克雷格·尼科尔斯（Craig Nichols）、马克·麦克纳马拉（Mark McNamara）、埃德·克劳利（Ed Crowley）、埃本·哈雷尔（Eben Harrell）和艾迪·尹（Eddie Yoon）。

感谢帮助安排采访的许多公关人员，以及接受采访但我未在正文中引用或提及的数十位专家。我感谢他们付出的时间与分享的见解。

特别感谢西点军校，以及 IMG 学院和茱莉亚学院让我得以进入其校园并与其职员进行接触。

几个高中队友对我们 20 世纪 80 年代的赛前例行流程如何转化应用于职业生涯提出了一些思考。其中，埃里克·里索（Eric Riso）和安迪·博迪克（Andy Bordick）有格外深刻的见解。

感谢《波士顿环球杂志》的弗朗西斯·斯托斯（Francis Storrs）、苏珊娜·阿尔索夫（Susanne Althoff）和维罗妮卡·赵（Veronica Chao）。我从尼廷·罗利亚（Nitin Nohria）、布莱恩·肯尼（Brian Kenny）和琼·卡宁汉姆（Jean Cunningham）那里学到了很多有关公开演讲的知识，很幸运能与他们合作。

埃里克·纳尔逊（Eric Nelson）充满活力和热情地编辑了本书。手稿经他的电脑编辑后，变得更通顺、更有条理、更简洁。我感谢他的辛勤工作和良好的幽默感。

我的经纪人雷夫·萨加林（Rafe Sagalyn）一眼看出了这个想法的潜力。我很幸运有他指引我完成出版。

我很幸运有我的父母和岳父母，以及姐姐和姐夫来探讨想法并给予我鼓励。

　　我对人们在重大活动前如何做好心理建设有着长期存在的好奇心，当我看着孩子们试训并参加青少年体育比赛时，这种好奇心逐渐汇流成河。即使在我在他们身上试验动员讲话和音乐播放列表时，艾比（Abby）、杰克（Jack）和汤米（Tommy）仍然在大多数情况下保持了温和的态度。看着他们成长为生活中各个领域有所建树的任务执行者，是极致快乐的源泉。

　　写书的压力体现在很多方面——更长的工作时间，更少的假期，以及其间未完工的家居改造工程的增加。我的妻子艾米（Amy）心甘情愿地容忍了这些问题和其他烦恼，我很幸运能得到她的耐心和爱。

© 民主与建设出版社，2023

图书在版编目（CIP）数据

心理建设的艺术 / (美) 丹尼尔·麦克吉恩著 ; 高
思行译 . —— 北京 : 民主与建设出版社，2023.1
书名原文 : PSYCHED UP: HOW THE MOMENTS BEFORE
ANY CHALLENGE DETERMINE YOUR SUCCESS
ISBN 978–7–5139–4042–9

Ⅰ . ①心… Ⅱ . ①丹… ②高… Ⅲ . ①心理保健
Ⅳ . ① R161.1

中国版本图书馆 CIP 数据核字 (2022) 第 223748 号

Copyright © 2017 by Daniel McGinn.
All rights reserved including the right of reproduction in whole or in part in any form.
This edition published by arrangement with Portfolio, an imprint of Penguin Publishing
Group, a division of Penguin Random House LLC.
Simplified Chinese edition copyright © 2023 Ginkgo (Beijing)Book Co., Ltd.
中文简体版权归属于银杏树下（北京）图书有限责任公司。

版权登记号：01-2023-0763

心理建设的艺术
XINLI JIANSHE DE YISHU

著　　者	［美］丹尼尔·麦克吉恩		
译　　者	高思行		
出版统筹	吴兴元	责任编辑	郝　平
特约编辑	高龙柱	营销推广	ONEBOOK
封面设计	墨白空间·曾艺豪		
出版发行	民主与建设出版社有限责任公司		
电　　话	（010）59417747　59419778		
社　　址	北京市海淀区西三环中路 10 号望海楼 E 座 7 层		
邮　　编	100142		
印　　刷	天津中印联印务有限公司		
版　　次	2023 年 1 月第 1 版		
印　　次	2023 年 3 月第 1 次印刷		
开　　本	889 毫米 × 1194 毫米　1/32		
印　　张	7.5		
字　　数	120 千字		
书　　号	ISBN 978–7–5139–4042–9		
定　　价	56.00 元		

注：如有印、装质量问题，请与出版社联系。